Bartsch · Zahn-, Mund- und Kiefererkrankungen

4. Auflage

ENKE REIHE ZUR AOÄ

ZAHN-, MUND- UND KIEFER- ERKRANKUNGEN

Kompendium für den
2. klinischen Studienabschnitt

Johannes K. Bartsch

4., durchgesehene Auflage
118 Einzelabbildungen, 8 Tabellen

Ferdinand Enke Verlag Stuttgart 1996

Dr. med. dent. Johannes K. Bartsch
Arzt für Mund-Kiefer-Gesichtschirurgie
Wilhelmshöher Allee 268
D-34131 Kassel-Wilhelmshöhe

Die Deutsche Bibliothek – CIP-Einheitsaufnahme

Bartsch, Johannes K.:
Zahn-, Mund- und Kiefererkrankungen : Kompendium
für den 2. klinischen Studienabschnitt ; 8 Tabellen / Johannes K. Bartsch.
– 4., durchges. Aufl.
– Stuttgart : Enke, 1996
  (Enke-Reihe zur AO, Ä)
  ISBN 3-432-92294-9

Wichtiger Hinweis

Wie jede Wissenschaft ist die Medizin ständigen Entwicklungen unterworfen. Forschung und klinische Erfahrung erweitern unsere Erkenntnisse, insbesondere was Behandlung und medikamentöse Therapie anbelangt. Soweit in diesem Werk eine Dosierung oder eine Applikation erwähnt wird, darf der Leser zwar darauf vertrauen, daß Autoren, Herausgeber und Verlag große Sorgfalt darauf verwandt haben, daß diese Angabe dem **Wissensstand bei Fertigstellung des Werkes** entspricht.

Für Angaben über Dosierungsanweisungen und Applikationsformen kann vom Verlag jedoch keine Gewähr übernommen werden. **Jeder Benutzer ist angehalten,** durch sorgfältige Prüfung der Beipackzettel der verwendeten Präparate und gegebenenfalls nach Konsultation eines Spezialisten, festzustellen, ob die dort gegebene Empfehlung für Dosierungen oder die Beachtung von Kontraindikationen gegenüber der Angabe in diesem Buch abweicht. Eine solche Prüfung ist besonders wichtig bei selten verwendeten Präparaten oder solchen, die neu auf den Markt gebracht worden sind. **Jede Dosierung oder Applikation erfolgt auf eigene Gefahr des Benutzers.** Autoren und Verlag appellieren an jeden Benutzer, ihm etwa auffallende Ungenauigkeiten dem Verlag mitzuteilen.

Geschützte Warennamen (Warenzeichen®) werden **nicht immer** besonders kenntlich gemacht. Aus dem Fehlen eines solchen Hinweises kann also nicht geschlossen werden, daß es sich um einen freien Warennamen handelt.

1. Auflage 1981
2. Auflage 1986
3. Auflage 1992

© 1981, 1996 Ferdinand Enke Verlag, P.O. Box 30 03 66, D-70443 Stuttgart – Printed in Germany
Umschlaggestaltung: Adolf Grossmann, D-50374 Erftstadt
Titelbild: Histologische Dünnschliffe bei Glattflächenkaries
Die Abbildungen wurden uns freundlicherweise von Herrn Dr. Adrian Lussi, Bern, zur Verfügung gestellt.
Satz und Druck: Druckerei Maisch + Queck, D-70839 Gerlingen
Schrift: 9/10 p Times, Linotype System 6/300   5 4 3 2 1

Vorwort zur 4. Auflage

Anläßlich der 4. Auflage möchte ich den Lesern meinen besonderen Dank aussprechen, die durch ihre zahlreichen Anregungen und Korrekturhinweise an diesem Buch Anteil genommen haben.

Auch diesmal war meine Zielsetzung, dieses Buch als Kompendium für den Studierenden auszurichten. Es dient in erster Linie als Lernhilfe zum poliklinischen Kurs und zur Vorbereitung auf das zweite Staatsexamen der ärztlichen Prüfung. Dementsprechend blieb auch die Gliederung nach dem Gegenstandskatalog unverändert.

Auch Studierende der Zahnmedizin erfahren mit diesem Buch eine überschaubare Einführung in das erste klinische Fachsemester.

Durch die komprimierte und übersichtliche Themenauswahl dient das Buch auch dem klinisch tätigen Arzt als schnelle Orientierung und Entscheidungshilfe, dem das Fachgebiet der Zahnheilkunde hier ohne Literaturberge nähergebracht wird.

Ich hoffe, daß das Buch in seinem neuen Gewand seinen Platz in der Fülle der Lehrbücher als komprimiertes Lernmaterial zur AOÄ behalten wird, und der für den Autor so wertvolle Dialog mit dem Leser sich weiter so rege entwickelt.

An dieser Stelle gebührt auch dem Verlag mein herzlicher Dank, der die Neugestaltung des Buches wie immer großzügig realisiert hat.

Kassel,
im Sommer 1996   *Johannes K. Bartsch*

Inhalt

Meiner Frau Martina gewidmet

1 Anatomie des Kauorgans

Das Kauorgan stellt eine funktionelle Einheit von Geweben dar, die am Kau- und Schluckakt, an der Mimik, Phonetik und Atmung beteiligt sind. Dazu gehören Ober- und Unterkiefer, Mundhöhle, Mundboden, Schleim- und Speicheldrüsen, Zunge, Zähne, Wangen, Lippen, Kaumuskulatur, mimische Muskulatur, supra- und infrahyale Muskulatur sowie die neurale, vaskuläre und lymphatische Versorgung dieser Gewebe.

1.1 Aufbau der Zähne

Die Zähne gehören zu den härtesten Gebilden des Organismus. Der Hauptteil des Zahnes besteht aus **Dentin**, einem knochenähnlichen Material, das von der Pulpa ernährt wird. Das Dentin besteht bis zu 72% aus anorganischem Material, das von den Zellfortsätzen der Odontoblasten durchzogen wird. Odontoblasten sind Pulpazellen, welche den Zahnhohlraum auskleiden. Jeder Odontoblastenfortsatz verläuft in einem Kanal mit einem Durchmesser von 2–4 μm in leicht geschwungenem Verlauf senkrecht zur Schmelzdentingrenze. Pulpanah ist die

Dichte der Dentinkanäle größer (ca. 65 000/ mm²,) als pulpafern (ca. 15 000/mm²,). Dentin kann von den Odontoblasten zeitlebens nachgebildet werden (Sekundärdentin). Kronenwärts wird das Dentin von Schmelz überzogen.

Der **Schmelz** (Adamantinum) ist eine zellfreie Hartsubstanz, die sehr stark verkalkt ist (bis zu 98% anorganische Substanzen, vorwiegend Kalziumhydroxyl- und Fluorapatit). Seine strukturelle Grundlage sind die Schmelzprismen: sechsseitige, 4–5 μm dicke Prismen, die den ganzen Schmelz senkrecht zur Oberfläche durchziehen. Im Gegensatz zum Dentin ist der Schmelz nicht regenerationsfähig.

Der Hals- und Wurzelteil des Zahnes wird vom **Zement**, einer faserknochenartigen Schicht (65% anorganische Substanzen), überzogen, die sich dem Dentin unmittelbar auflagert. In die Zementschicht strahlen von der Wurzelhaut (Desmodont) des Zahnes kollagene Fasern (Sharpeysche Fasern) ein. Über diese Fasern ist der Zahn in der knöchernen Alveole des Kiefers elastisch befestigt (Syndesmose). Die Zahnhartsubstanzen umschließen das **Zahnmark** (Pulpa), ein

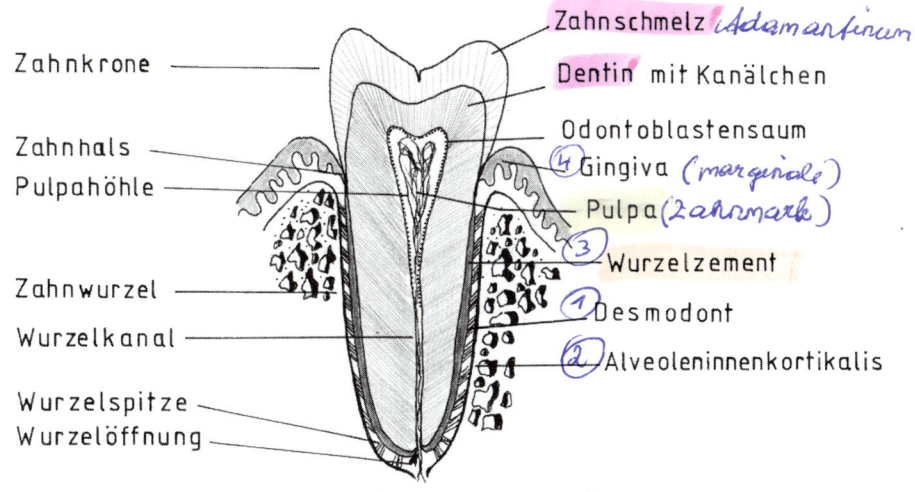

Zahnkrone

Zahnhals
Pulpahöhle

Zahnwurzel
Wurzelkanal

Wurzelspitze
Wurzelöffnung

Zahnschmelz *Adamantinum*
Dentin mit Kanälchen
Odontoblastensaum
④ Gingiva *(marginale)*
Pulpa *(Zahnmark)*
③ Wurzelzement
① Desmodont
② Alveoleninnenkortikalis

Abb. 1 Aufbau des Zahnes mit seinem Halteapparat (Parodont). = 1 - 4

gallertartiges, gefäß- und nervenreiches Bindegewebe (ohne Lymphbahnen!), über welches der Zahn ernährt wird (s. Abb. 1). Zähne ohne vitale Pulpa werden sehr spröde und brüchig.

1.2 Zahnhalteapparat (Parodont)

Jeder Zahn ist durch einen spezifischen Halteapparat, der als ein funktionelles System aufzufassen ist, in der knöchernen Alveole befestigt. Die Bestandteile des Halteapparates sind das Desmodont, die Alveoleninnenkortikalis, das Zement und die marginale Gingiva (Abb. 1). Diese vier Gewebsgruppen werden zusammenfassend als Parodont bezeichnet. Die kollagenen Fasern des Desmodonts strahlen sowohl in die Alveoleninnenkortikalis als auch in das Wurzelzement ein. Dadurch wird der Zahn elastisch in der Alveole aufgehängt. Das bedeutet, daß der Kaudruck, der den Zahn axial trifft, nicht als Druck, sondern als Zug auf den Kieferknochen übertragen wird. Direkte Druckbelastung würde zum Knochenabbau führen.

1.3 Kieferknochen

Die wichtigsten Knochenelemente für das Kauorgan stellen Ober- und Unterkiefer dar. Der **Oberkiefer** besteht aus einem pneumatisierten Körper (Corpus maxillae mit Kieferhöhlen) und vier Fortsätzen (Proc. frontalis, zygomaticus, palatinus und alveolaris). Der Oberkiefer baut mit seinen Proc. palatini als Widerlager für das Kaugeschehen den harten Gaumen auf. Der elliptische Proc. alveolaris liefert den weitgehend aus Spongiosa bestehenden Stützapparat für die Zähne, deren Wurzeln in entsprechende Knochenfächer (Alveoli dentales) eingelassen sind. Im Gegensatz zum Oberkiefer stellt der **Unterkiefer** einen unpaaren, einheitlichen Knochen dar. Er besteht aus einem horizontalen, gebogenen Körper und zwei aufsteigenden Ästen, die in zwei Fortsätze, einen Muskelfortsatz (Proc. coronoideus) und einen Gelenkfortsatz (Proc. condylaris), auslaufen. Die Gelenkfortsätze tragen die Gelenkköpfchen, die mit der Fossa mandibularis und dem Tuberculum articulare des Schläfenbeins die knöcherne Struktur für das Kiefergelenk schaffen. Die Grundlage des Unterkiefers ist ein aus Kompakta bestehender Basalbogen, auf dem der zahntragende parabelförmige Proc. alveolaris aufgesetzt ist.

1.4 Kaumuskulatur

Der Unterkiefer kann im Kiefergelenk drei Arten von Bewegungen ausführen: Bei der Schlittenbewegung gleitet der Unterkiefer nach vorangegangener leichter Öffnung vorwärts oder rückwärts. **Vorziehen** kann vor allem der M. pterygoideus lat., der vom M. masseter und M. pterygoideus med. unterstützt wird.

Das **Zurückziehen** besorgen die horizontalen Fasern des M. temporalis sowie die suprahyale Muskulatur bei festgestelltem Zungenbein.

Am **Kieferschluß** (Rotationsbewegung) beteiligen sich die vertikalen Fasern des M. temporalis, der M. masseter und der M. pterygoideus medialis.

Bei der **Kieferöffnung** wirkt der M. pterygoideus lat. unterstützt durch die suprahyalen Muskeln bei fixierter infrahyaler Muskulatur. Die **Seitwärtsbewegung** (Translationsbewegung) des Unterkiefers wird fast ausschließlich vom M. pterygoideus lat. ausgeführt, wobei sich die Muskeln beider Seiten abwechselnd kontrahieren und damit das linke oder das rechte Kiefergelenkköpfchen aus der Gelenkpfanne auf das Tuberculum articulare ziehen. Unbedingte Voraussetzung für die ungestörte Artikulation ist eine leichte Kieferöffnung.

1.5 Nerven

Der N. trigeminus versorgt mit seinen drei Hauptästen sensibel das Gesicht, die Orbitae, die Schleimhaut der Nase, der Nebenhöhlen, der Mundhöhle, die Zähne sowie motorisch die Kaumuskeln:

1. Der **N. ophthalmicus** tritt aus der Fissura orbitalis sup. in die Augenhöhle, wo er sich aufteilt und schließlich als N. supraorbitalis das Foramen supraorbitale passiert. Er versorgt sensibel Stirn, Lider, Nasenrücken, Kornea, Konjuktiva, Stirnhöhlen und Nasenschleimhaut.

2. Der **N. maxillaris** zieht aus der Schädelhöhle durch das Foramen rotundum zur Fossa pterygopalatina, von wo er Wange, Oberlippe, Nasenflügel, Schleimhaut des Nasenseptums, Kieferhöhlen, Gaumen und Zähne des Oberkiefers versorgt.

3. Der **N. mandibularis** tritt durch das Foramen ovale des Schädels und verläuft als N. alveolaris inf. im Canalis mandibulae, den er als N. mentalis durch das Foramen mentale verläßt. Er innerviert sensibel die kaudale Region der Wangen, die Unterlippe, das Kinn, die Zähne, das Zahnfleisch des Unterkiefers und die vorderen zwei Drittel der Zunge. Motorisch versorgt er die Mm. masseter und temporalis.

Die mimische Muskulatur und der M. buccalis werden vom N. facialis, die Zungenmuskulatur vom N. hypoglossus versorgt.

1.6 Gefäße

Die A. maxillaris ist das wichtigste Gefäß für die arterielle Versorgung des Gesichtsschädels. Sie entspringt als Endast aus der A. carotis ext., welche sie hinter dem Kiefergelenk verläßt. Sie zieht, vom aufsteigenden Ast bedeckt, durch die Fossa infratemporalis in die Fossa pterygopalatina, wo sie sich aufteilt:

1. Die **A. alveolaris inf.** zieht zum Foramen mandibulae und verläuft im Mandibularkanal, wo sie Äste an Knochen, Zähne und Zahnfleisch abgibt und als A. mentalis durch das Foramen mentale zum Kinn und zur Unterlippe weiterzieht.

2. Die **A. alveolaris sup. post.** tritt in den Oberkieferknochen am Tuber maxillae ein und versorgt Zähne und Zahnfleisch.

3. Die **A. palatina descendens** zieht zum Gaumen und den Tonsillen.

4. Die **A. sphenopalatina** versorgt Nasen- und Kieferhöhlen.

1.7 Lymphgefäße

Die Lymphknoten für Stirn und Oberlid liegen vor dem Ohr, Nodi lymphatici parotidei; Lymphknoten für die mittlere und untere Gesichtsregion einschließlich für die Zähne des Ober- und Unterkiefers und die Zunge befinden sich am Unterrand des Unterkiefers, Nll. submandibulares. Lymphe aus der Unterlippe fließt zu den Nll. submentales. Die Lymphgefäße der Zunge anastomosieren mit denen der Gegenseite durch das Septum linguae hindurch.

Zungenspitzen- und Lippenkarzinome metastasieren zuerst in die Nll. submentales, die Karzinome des Zungenkörpers und der Zungenränder jedoch in die submandibulären Knoten, von wo die Metastasierung direkt in die tiefen zervikalen Lymphknotengruppen fortschreitet. Durch die enge Nachbarschaft zur V. jugularis int. wird ein Metastaseneinbruch in die Jugularvene begünstigt.

Lymphknoten für den hinteren Teil der Nasenhöhle liegen retropharyngeal vor der Wirbelsäule, die Nll. retropharyngei. Aus der hinteren Kopfschwarte fließt Lymphe zu den Nll. occipitales und retroauriculares. Lymphe von Halsoberfläche und Ohrspeicheldrüse gelangt in die Nll. cervicales superf. Nachgeordnete Lymphknoten dieser Einzugsgebiete umgeben in der Tiefe des Halses den Gefäß-Nervenstrang, Nll. cervicales profundi.

1.8 Klassifizierung des Zahnsystems

Die Zähne werden heute nach dem internationalen Zahnschema zweiziffrig, ohne zusätzliche Vorzeichen oder Symbole, klassifiziert: Mit der ersten Ziffer wird der Quadrant bezeichnet, mit der zweiten Ziffer der Zahn (Abb. 2). Im Uhrzeigersinn werden den bleibenden 32 Zähnen die Quadranten 1 (oben rechts), 2 (oben links), 3 (unten

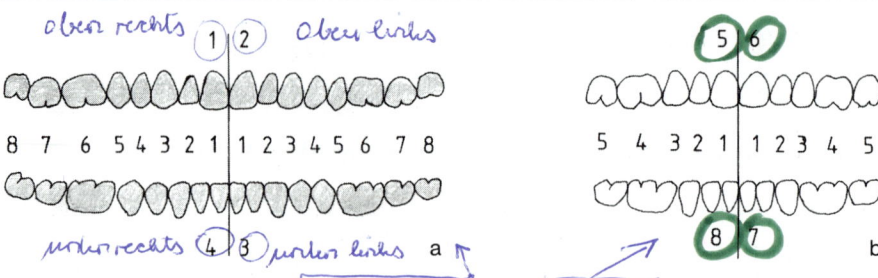

oben rechts ① ② *Oben links*

8 7 6 5 4 3 2 1 | 1 2 3 4 5 6 7 8

unten rechts ④ ③ *unten links* a

5 4 3 2 1 | 1 2 3 4 5

⑤ ⑥

⑧ ⑦

b

Abb. 2 a, b Zahnschema vom bleibenden Gebiß (a) und Milchgebiß (b).

links) und 4 (unten rechts) zugeordnet. Die entsprechenden Quadranten der 20 Milchzähne lauten 5, 6, 7 und 8.

Beispiele:
Oberer linker erster Prämolar: 24 (sprich: zwei-vier).
Unterer rechter Milchmolar: 85 (sprich: acht-fünf).

Ein anderes, heute noch gebräuchliches Zahnschema ist das Winkelhaken-System.

Die bleibenden Zähne werden in jedem der vier Quadranten fortlaufend numeriert; dabei hat der mittlere Schneidezahn die Ziffer 1 und der Weisheitszahn die Ziffer 8.

1 Ziffer = Quadrant
2 Ziffer = Zahn

Milchzähne werden analog in römischen Ziffern angegeben. Werden einzelne Zähne bezeichnet, so wird das Zahnkreuz als Winkelzeichen gesetzt: $\lfloor 4$, $\overline{7\rfloor}$, $\overline{\lfloor IV}$ (Abb. 3).

$$R \frac{8\ 7\ 6\ 5\ 4\ 3\ 2\ 1 \mid 1\ 2\ 3\ 4\ 5\ 6\ 7\ 8}{8\ 7\ 6\ 5\ 4\ 3\ 2\ 1 \mid 1\ 2\ 3\ 4\ 5\ 6\ 7\ 8} L \quad a$$

$$R \frac{V\ IV\ III\ II\ I \mid I\ II\ III\ IV\ V}{V\ IV\ III\ II\ I \mid I\ II\ III\ IV\ V} L \quad b$$

Abb. 3 a, b Zahnschema nach dem Winkelhaken-System von einem bleibenden Gebiß (a) und einem Milchgebiß (b).

2 Zahnärztliche Untersuchung und Diagnostik

Der Befund (Status praesens) enthält die nach einer systematischen Untersuchung des Kranken (Inspektion, Palpation, Perkussion und Sensibilitätsprüfung) gewonnenen Daten. Die klinischen Befunde werden durch das Ergebnis der Röntgenuntersuchung ergänzt.

2.1 Extraoraler Befund

Er umfaßt die Ergebnisse der äußeren Untersuchungen im Kopf- und Halsbereich.

Augen: Stellung und Beweglichkeit der Bulbi; Größe, Form und Seitendifferenz der Pupillen; Licht- und Konvergenzreaktion; Beschaffenheit der Kornea, Konjunktiva und der Lider.

Ohren: Form, Größe und Stellung der Ohrmuschel; Druckempfindlichkeit des Tragus und des Mastoids.

Nase: Form, Größe, Farbe, Sekretausfluß, Luftdurchgängigkeit.

Lippen: Größe, Stellung, Oberflächenveränderungen der Haut, Mundwinkel (Perlèche), Narben.

Hals: Schwellungen (Schilddrüse, Tumoren, Lymphknoten), Fistelgänge (Skrofulose, Aktinomykose, Halszysten), Halsstellung, Narben.

Schädel und Gesicht: Schädelform, Gesichtsasymmetrien, Oberflächenveränderungen der Haut, Fistelgänge, Palpation der Konturen der Jochbeine, der Orbitaränder und des Unterkiefers, Schwellungen, Narben.

Kiefergelenke: Prüfung der Mundöffnungs- und Seitwärtsbewegungen des Unterkiefers durch Palpation der Gelenkköpfchen mit den Fingerspitzen auf dem Tragus beidseits. Normale Mundöffnung bis max. 40 mm zwischen den oberen und unteren Schneidekanten der Frontzähne. Kieferschluß behindert: Kiefersperre bei Subluxation, Frakturen oder Entzündungen. Mundöffnung behindert: Kieferklemme (myogen, arthrogen, neurogen). Seitenabweichungen des Unterkiefers beim Mundöffnen sowie Gelenkknacken (intermediär bei Arthrosen, terminal bei habitueller Luxation). Druckschmerzhaftigkeit.

Speicheldrüsen: Prüfung der Parotis (äußere Palpation) und der Gll. submandibulares sowie sublinguales (bimanuelle Palpation von oral und außen gleichzeitig) auf Schwellungen, Verhärtungen und Druckschmerz.

Regionäre Lymphknoten: Palpation bei nach vorn gebeugtem Kopf (Entspannung der infrahyalen Muskeln): Prüfung auf Vergrößerung, Schmerzhaftigkeit und Verschieblichkeit in der Submental-, Submandibular- und Parotisregion, im Karotisdreieck, seitlichen Halsdreieck, in der Regio sternocleidomastoidea und der Supraklavikulargrube (Lymphabflußwege, s. S. 3).

Nervenaustrittspunkte: Palpation der drei Nervenäste des N. trigeminus an den Foramina supraorbitalia, infraorbitalia und mentalia. Druckschmerz bei Sinusitis, Neuritis und Neuralgien.

Sensibilität im Ausbreitungsgebiet des N. trigeminus: Bei Läsionen findet man Störungen der Berührungs-, Druck- und Schmerzempfindung:

1. Ast: Der N. ophthalmicus für Stirn, Lider, Nasenrücken, Kornea, Konjunktiva, Stirnhöhle, Nasenschleimhaut.

2. Ast: Der N. maxillaris für Wange, Oberlippe, Nasenflügel, Schleimhaut des Nasenseptums, Kieferhöhle, Gaumen und Oberkieferzähne.

3. Ast: Der N. mandibularis (sensibler Teil) für kaudale Anteile der Wange, für Unterlippe, Kinn, Wangenschleimhaut, Zähne und Zahnfleisch des Unterkiefers; vordere zwei Drittel der Zunge.

Motorische Funktion des N. mandibularis, facialis und hypoglossus:

Lähmung des N. mandibularis (motorischer Teil): Schwächung des Mundschlusses, Abweichung des Unterkiefers zur gelähmten Seite.

Lähmung des peripheren N. facialis: Stirnrunzeln, Zähnezeigen, Mundspitzen unmöglich; Lidschluß erschwert, Lidspalte erweitert (Lagophthalmus); Mimik gestört; herabhängende Mundwinkel.

Lähmung des N. hypoglossus: Abweichung der herausgestreckten Zunge zur gelähmten Seite, Zungenatrophie, Erschwerung der Zungenlautbildung (Dysarthrie), erschwertes Schlucken.

2.2 Intraoraler Befund

Er gibt Auskunft über den Zustand der Mundhöhle und des Oropharynx.

Bukkale und labiale Mukosa: Struktur, Farbe, Oberflächenveränderungen der Schleimhaut; Parotisausführungsgänge, Narben.

Zunge: Größe, Form, Motilität, Oberfläche und Beläge, Geschwürbildung (Lues, Karzinom) und Narben.

Mundboden: Schleimhautveränderungen, besonders seitlich und unter der Zunge. Schwellungen, Druckschmerzhaftigkeit des Mundbodens; Speichelausführungsgänge, Sekretion (Ptyalismus, Xerostomie).

Harter und weicher Gaumen: Form, Farbe, Spalten, Oberfläche der Schleimhaut, Motilität des Gaumensegels, Überprüfung der Sprechfunktion.

Rachen: Gerötet, feucht, trocken, Eiterstraßen, Schleimhautveränderungen.

Tonsillen: Luxierbarkeit, Verwachsungen, Hyperplasie, Atrophie, Beläge, Sekret exprimierbar, Narben.

Okklusion (Bißlage): Neutralbiß, Vorbiß (Progenie), Rückbiß (Retrogenie, Prognathie), offener Biß, Kreuzbiß, tiefer Biß.

Zähne: Folgende Befunde sind in einem Zahnschema (s. S. 4) anzuführen: Kariöse Defekte, zerstörte Zahnkronen und fehlende Zähne sowie Füllungen, Kronen, Brücken und Prothesen, Zahnanomalien, Zahnverfärbungen und Zahnstellung (gedreht, gekippt, elongiert). Prüfung der Perkussionsempfindlichkeit durch Beklopfen mit dem Sondengriff (Pulpitis, Parodontitis). Prüfung auf Lockerung (fortgeschrittene Parodontitiden, Parodontose, Zysten, Tumoren, Traumen und Osteomyelitiden). Prüfung der Vitalität (Sensibilität) mit faradischem Strom oder Kälte (CO_2-Schnee). Keine Schmerzreaktion bei marktoten Zähnen.

Parodontium: Marginale Gingiva gerötet, geschwollen, blutend, berührungsempfindlich (Gingivitis, Parodontitis). Schwund der Gingiva entlang der Zahnhälse ohne Entzündungszeichen (Parodontose). Schwarzblaue Verfärbungen der marginalen Gingiva (Blei-, Wismut- und Quecksilberintoxikation). Blutige Ulzerationen (Leukämie). Hypertrophie und Hyperplasie der Gingiva (Hydantoinmedikation).

2.3 Röntgendarstellung des Kiefer- und Gesichtsschädels

Man unterscheidet zwischen intraoralen und extraoralen Aufnahmeverfahren. Bei intraoralen Aufnahmen, wie sie am häufigsten durchgeführt werden, wird der Film im Mund des Patienten belichtet. Bei extraoralen Aufnahmen liegt der Film außen dem Kiefer oder Gesichtsschädel an.

2.3.1 Intraorale Aufnahmeverfahren

Der Zahnfilm. Dieser wird für Oberkieferaufnahmen dem Gaumen und für Unterkieferaufnahmen der lingualen Unterkieferfläche angelegt. Der Film wird zur Aufnahme vom Patienten mit dem Zeigefinger, im Oberkiefer auch mit dem Daumen, gehalten. Das Durchbiegen ist dabei zu vermeiden, da sonst die Projektion verzerrt wird. Im Frontzahnbereich ist der Film so plaziert, daß sowohl die Zahnkronen als auch

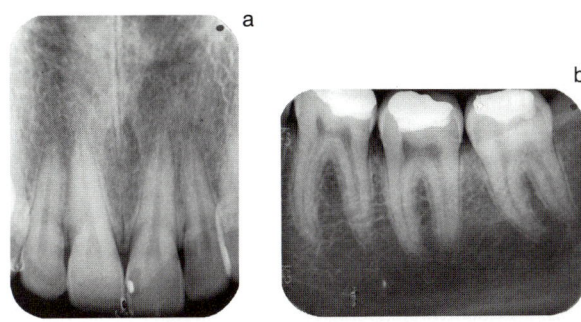

Abb. 4 a, b Zahnfilme vom Oberkieferfrontzahn- (a) und Unterkieferseitenzahnbereich (b).

die Wurzelspitzenregion mit dem angrenzenden Knochen abgebildet werden. Auf einem Zahnfilm können etwa 3–4 Frontzähne oder 2–3 Seitenzähne dargestellt werden (Abb. 4).

Das Standardformat der Zahnfilme beträgt 3 × 4 cm. Daneben werden Filme der Größe 4 × 5 cm für den Seitenzahnbereich bis zur Eckzahnregion und der Größe 2 × 3 cm für den kindlichen Kiefer verwendet. Für Aufbißaufnahmetechniken, bei denen größere Kieferabschnitte dargestellt werden, sind Filme der Größe 5,5 × 7,5 cm üblich.

Als **Grundregel** für alle Aufnahmeverfahren gilt, daß der Zentralstrahl der Röntgenröhre möglichst orthoradial durch das Objekt gehen soll. Dabei muß der Film so plaziert sein, daß die Aufnahmen weitgehend frei von Verzeichnungen und Projektionsfehlern sind. Dafür gelten besondere Projektionsregeln:

Die Isometriemethode (Halbwinkeltechnik). Sie kommt überall dort zur Anwendung, wo Zahnachse und Filmebene nicht parallel zueinander liegen (hauptsächlich im Oberkiefer bedingt durch die Wölbung des Gaumens) und einen wurzelspitzenwärts offenen Winkel bilden. Hier ist der Zentralstrahl durch die Wurzelspitzenregion und senkrecht auf die Winkelhalbierungsebene einzustellen, die Zahnachse und Filmebene miteinander bilden (Abb. 5).

Die Rechtwinkeltechnik. Im Unterkiefer ist in der Regel eine Parallelität zwischen Zahnachse und Filmebene gegeben. Hier wird der Zentralstrahl senkrecht auf die Filmebene eingestellt.

Im Oberkiefer kann mit einer speziellen

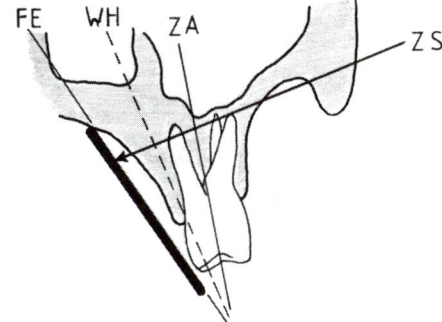

Abb. 5 Aufnahme eines oberen Molaren mit der Halbwinkeltechnik. FE = Filmebene, WH = Winkelhalbierende, ZA = Zahnachse, ZS = Zentralstrahl.

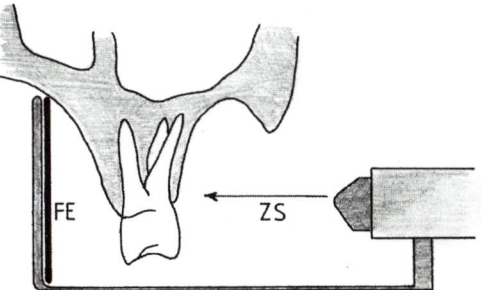

Abb. 6 Rechtwinkeltechnik nach *Hielscher*.

Filmhaltevorrichtung nach *Hielscher* verfahren werden (Abb. 6).

Die damit verbundene Vergrößerung des Objekt-Film-Abstandes verursacht zwangsläufig eine vergrößerte Objektwiedergabe auf dem Film.

Mit weniger Aufwand läßt sich die Rechtwinkeltechnik nach *Le Master* durchführen (Abb. 7).

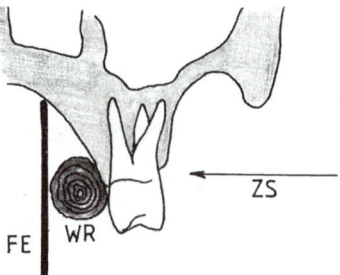

Abb. 7 Rechtwinkeltechnik nach *Le Master.*

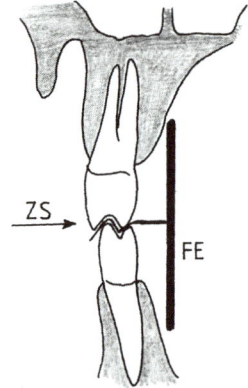

Abb. 8 Bißflügeltechnik nach *Raper.*

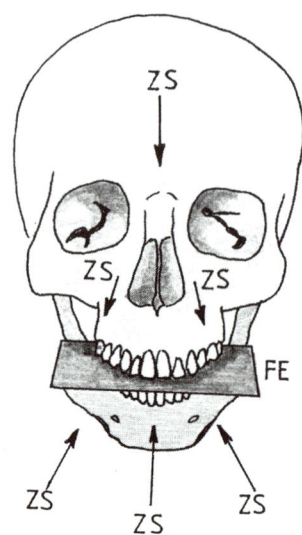

Abb. 10 Aufbißaufnahmetechnik.

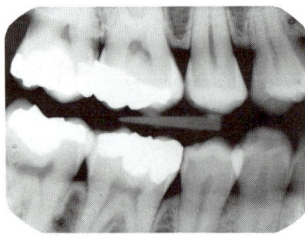

Abb. 9 Bißflügelaufnahme des Seitenzahnbereiches.

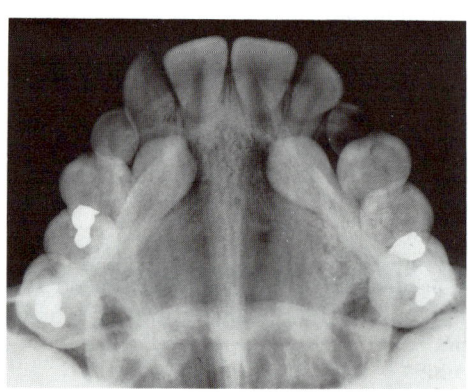

Abb. 11 Oberkiefer-Aufbißaufnahme mit Darstellung der retinierten und verlagerten Eckzähne.

Unter Zuhilfenahme einer Watterolle wird der Film aufgerichtet und in eine möglichst parallele Ebene zur Zahnachse gebracht.

Die Bißflügeltechnik nach Raper. Auf einem sog. Bißflügelfilm lassen sich Zahnkronen und Interdentalräume von Ober- und Unterkiefer gemeinsam darstellen. Der Film wird dabei über einen Flügel zwischen den Zahnreihen fixiert. Anwendung findet dieses Verfahren vorwiegend in der Diagnostik von Approximalkaries und Defekten des knöchernen marginalen Parodontiums (Abb. 8,9).

Die Aufbißaufnahmetechnik. Aufbißaufnahmen ermöglichen eine gute Übersicht über ausgedehntere Kieferabschnitte. Der Film (Format 5,5 × 7,5 cm) wird vom Patienten zwischen den Zahnreihen drucklos gehalten, wobei der Zentralstrahl dann entweder schräg von oben (Oberkieferaufbiß-Aufnahme) oder von unten (Unterkieferaufbiß-Aufnahme, Mundbodenübersichtsaufnahme) auf den Film trifft (Abb. 10, 11).

So lassen sich größere Zysten, verlagerte und überzählige Zähne sowie Speichelsteine im Whartonschen Gang darstellen.

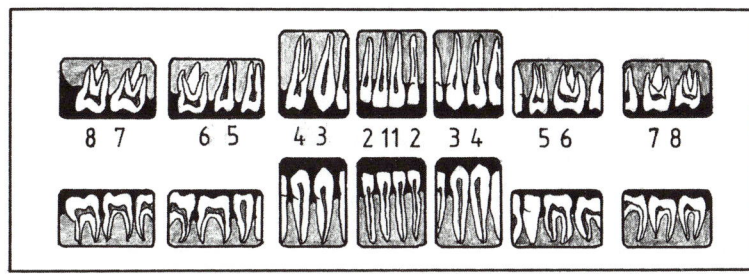

Abb. 12
Vierzehnteiliger
Röntgenstatus im
Ober- und
Unterkiefer.

Der Röntgenstatus. Zur Beurteilung des gesamten Zahnsystems bedient man sich des sog. Röntgenstatus, der aus einer Nebeneinanderreihung von Zahnfilmen der einzelnen Alveolarfortsatzgebiete besteht und sich in der Regel aus 10–14 Einzelaufnahmen zusammensetzt. Ein solcher Röntgenstatus wird vornehmlich bei der Abklärung von Parodontopathien, dentalen Herderkrankungen und bei der umfassenden Planung von Zahnersatz angewendet (Abb. 12).

2.3.2 Extraorale Aufnahmeverfahren

Diese verwendet man in der Diagnostik größerer Kieferabschnitte, die mit Zahnfilmen nicht mehr ausreichend darzustellen sind. Sie kommen hauptsächlich in der Mund-Kiefer-Gesichtschirurgie zur Anwendung.

Übersichtsaufnahmen des Unterkiefers. Zur Darstellung des Unterkieferkörpers liegt der seitlich geneigte Kopf des Patienten mit Schläfe und Jochbein der Filmkassette auf (Abb. 13, 14). Dabei kommt der Unterkieferkörper parallel zur Filmebene zu liegen. Der Zentralstrahl verläuft vom Kieferwinkel der filmfernen Seite zum 1. Unterkiefermolaren der filmnahen Seite. Abgebildet werden der Unterkieferwinkel und Unterkieferkörper bis in die Prämolarenregion.

Zur Abbildung des aufsteigenden Unterkieferastes wird nach obigem Verfahren diesmal der aufsteigende Unterkieferast parallel zur Filmebene ausgerichtet. Ist gleichzeitig das Kiefergelenk von diagnostischem Interesse, muß zusätzlich der Mund weit geöffnet werden.

Übersichtsaufnahmen der Kiefergelenke. Zur Darstellung der Kiefergelenke bedient

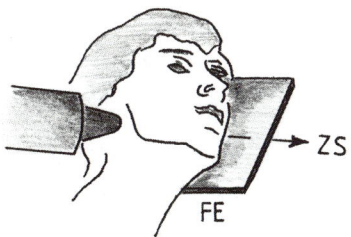

Abb. 13 Schräglaterale Einstellung zur Darstellung des seitlichen Unterkiefers.

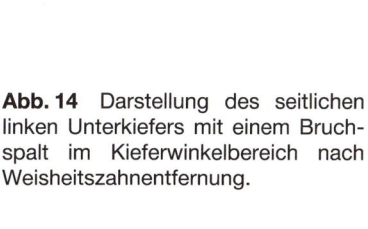

Abb. 14 Darstellung des seitlichen linken Unterkiefers mit einem Bruchspalt im Kieferwinkelbereich nach Weisheitszahnentfernung.

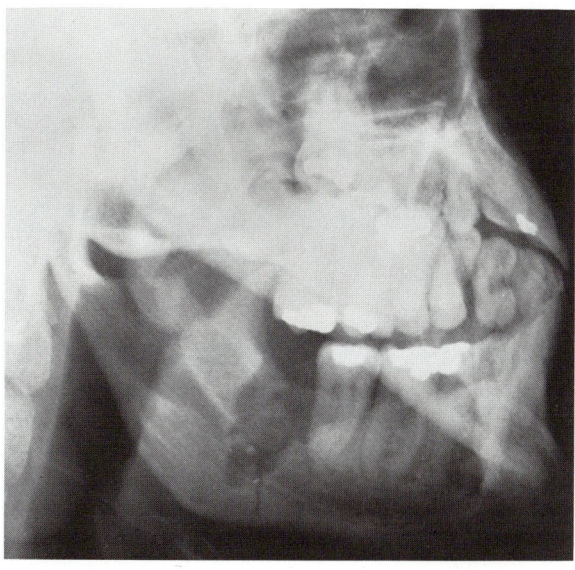

man sich häufig der modifizierten **Felsen-beinaufnahme nach Schüller:**

Der Zentralstrahl verläuft 30 Grad von kranial ca. 3 cm oberhalb des äußeren Gehörganges der filmfernen zum Kiefergelenk der filmnahen Seite (Abb. 15).

Die Aufnahme gibt Auskunft über Deformationen des Kiefergelenkkopfes und über die Position des Kiefergelenkkopfes zur Gelenkpfanne.

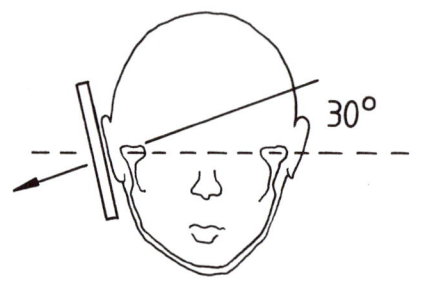

Abb. 15 Kiefergelenkaufnahme nach *Schüller*.

Die **Kiefergelenkaufnahme nach Graf** stellt eine weitere Modifikation der Aufnahmetechnik dar, wobei die Filmplatte mit dem Röntgentubus über einen halbkreisförmigen Bogen um den Kopf des Patienten verbunden ist und eine Gradeinteilung des Zentralstrahls zwischen 5–10 Grad dorsal und 22–25 Grad kranial üblich ist (Abb. 16, 17).

Panoramaröntgenaufnahmen. Bei diesen Aufnahmen werden mit nur einem Film je ein Kiefer oder sogar Ober- und Unterkiefer gemeinsam mit allen Zähnen abgebildet.

Prinzipiell unterscheidet man Panoramavergrößerungs- und Panoramaschichtaufnahmeverfahren.

a) **Die Panoramavergrößerungsaufnahme.** Das Aufnahmeprinzip beruht auf einer

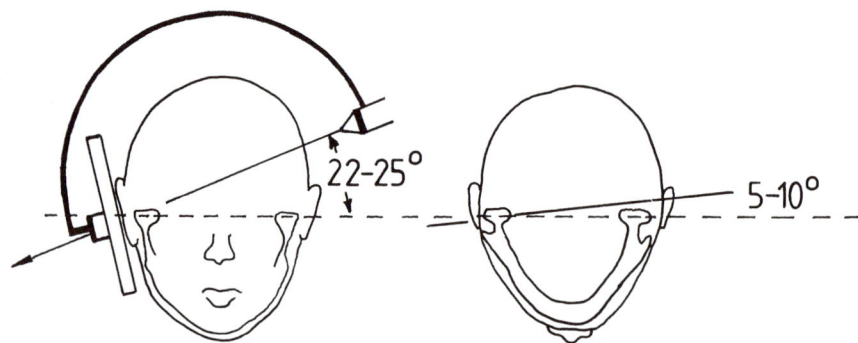

Abb. 16 Kiefergelenkaufnahme nach *Graf*.

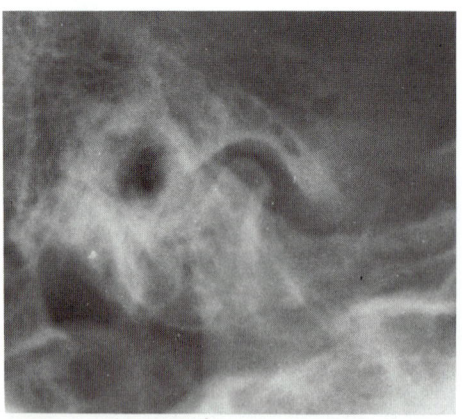

a

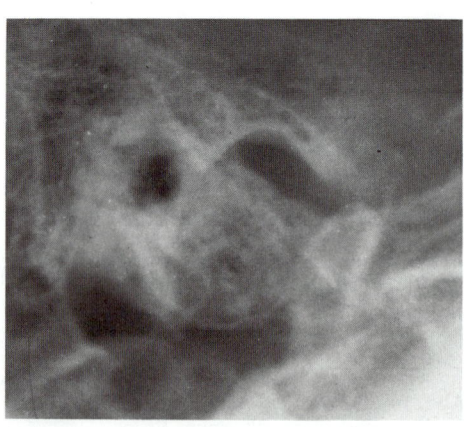

b

Abb. 17a, b Linkes Kiefergelenk mit geschlossenem (a) und weit geöffnetem Mund (b), aufgenommen nach *Graf*.

Weitwinkelröhre mit Hohlanode, die sich während der Aufnahme im Mund des Patienten befindet (Panoramix- und Status-X-Aufnahmegeräte). Von hier aus wird der bildgebende Strahlenkegel in einem Bereich von 270° nach außen gerichtet und so der außen bogenförmig um den Ober- bzw. Unterkiefer gelegte Film belichtet (Abb. 18, 19).

Den Vorteilen einer vorzüglichen Detailwiedergabe in der Ober- und Unterkieferfront stehen die eindeutigen Nachteile in der starken Verzeichnung im Prämolaren- und Molarenbereich gegenüber, bedingt durch die ungünstigen Fokus-Objekt-Film-Distanzen. Außerdem werden Tuber maxillae und aufsteigender Unterkieferast mit den Kiefergelenken nicht abgebildet. Diese Röntgentechnik gilt heute als veraltet und wird weitgehend nicht mehr praktiziert.

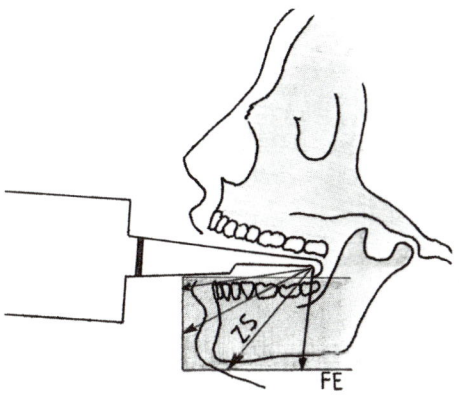

Abb. 18 In den Mund eingeführte Weitwinkelröhre zur Darstellung des Unterkiefers.

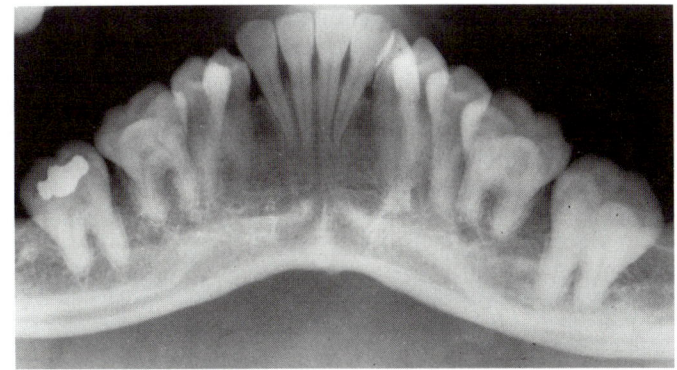

Abb. 19 Unterkiefer-Panoramavergrößerungsaufnahme.

b) **Die Panoramaschichtaufnahme.** Bei diesem Verfahren liegen Film und Röntgenröhre außerhalb des Mundes. Während der Aufnahme kreisen Film und Strahlentubus in einem ca. 15 sec. dauernden Bewegungsablauf um den fixierten Kopf des Patienten. Hierbei trifft der Zentralstrahl durch eine Schlitzblende auf den sich drehenden Film. Bei diesem Vorgang wird die filmnahe Kieferseite scharf abgebildet, wohingegen die filmferne Kieferseite wie bei einer Tomographie verwischt wird. Die Schichtdicke beträgt im Seitenzahnbereich 20 mm und im Frontzahnbereich 10 mm (Orthopantomograph- und Panorex-Aufnahmegeräte; Abb. 20).

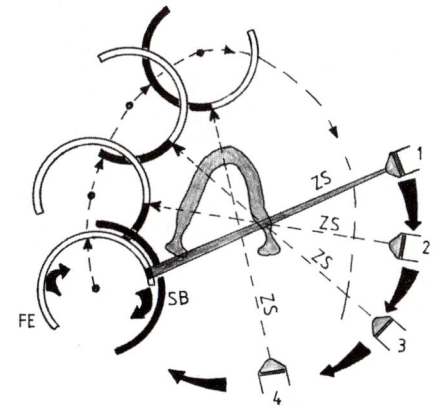

Abb. 20 Panoramaschichtaufnahme. FE = Gebogene Filmebene, SB = Schlitzblende (Erläuterung im Text).

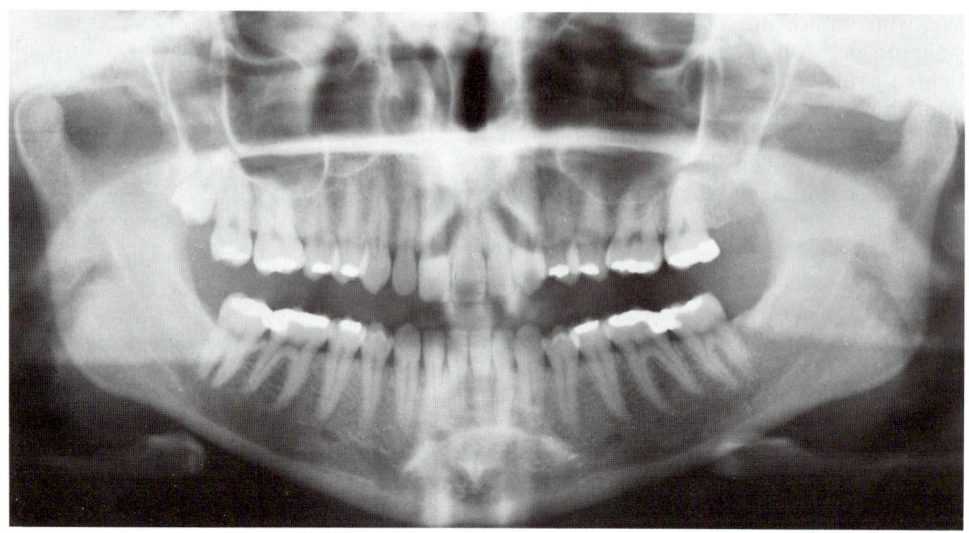

Abb. 21 Panoramaschichtaufnahme (Orthopantomogramm). Als Befunde stellen sich eine Mukozele in der linken Kieferhöhle (kugelförmige Vorwölbung) und ein retinierter und verlagerter Weisheitszahn im rechten Oberkiefer dar.

Abgebildet werden Ober- und Unterkiefer mit beiden Kiefergelenken sowie Nasen- und Kieferhöhlen (Abb. 21).
Indikation: Therapieplanung und Verlaufskontrolle in der Kieferorthopädie, Kiefer-Gesichtschirurgie, Implantologie und Prothetik. Es eignet sich insbesondere als Screening-Methode zur Aufdeckung von Zufallsbefunden.

Schädelaufnahmen. Sie dienen zur Diagnostik von Anomalien, Entzündungen, Frakturen und Tumoren im Bereich des Gesichtsskeletts.

a) **Nasennebenhöhlenaufnahme (NNH-Aufnahme).** Der Kopf liegt bei weit geöffnetem Mund mit Nasenspitze und Kinn der Filmebene an. Der Zentralstrahl verläuft

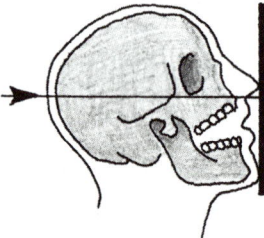

Abb. 22 Okzipito-dentale Einstellung zur Darstellung der Nasennebenhöhlen.

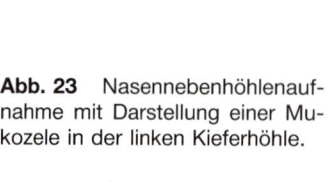

Abb. 23 Nasennebenhöhlenaufnahme mit Darstellung einer Mukozele in der linken Kieferhöhle.

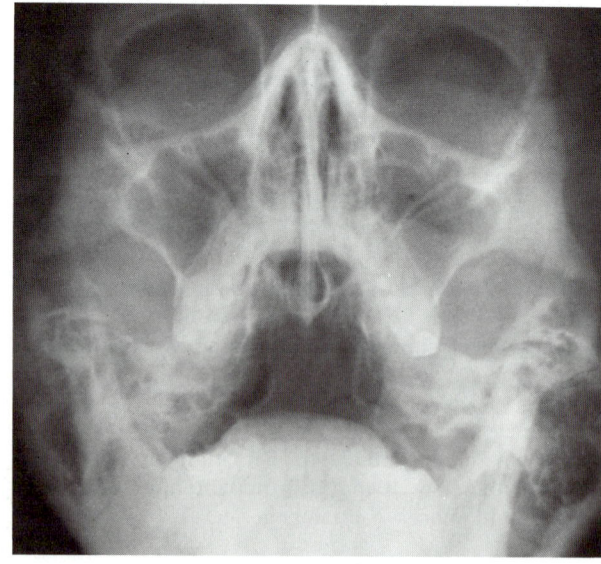

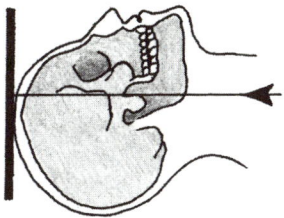

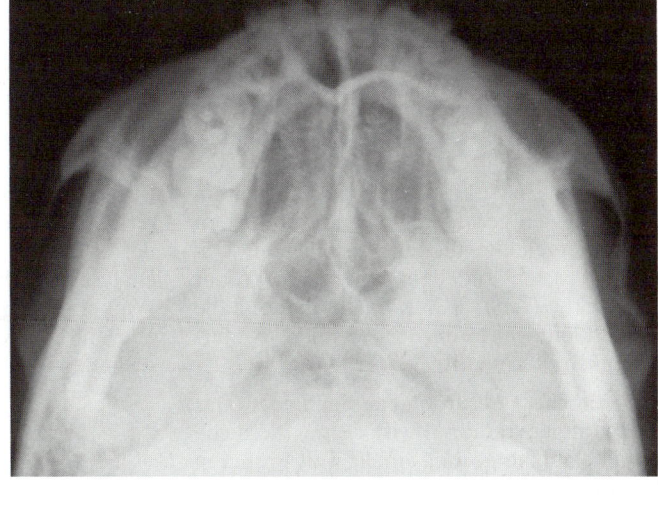

Abb. 24 Submento-vertikale Einstellung zur Darstellung beider Jochbögen (Korbhenkel-Aufnahme).

Abb. 25 Korbhenkel-Aufnahme mit Darstellung einer typischen Jochbogenimpressionsfraktur rechts.

von okzipital oben durch die oberen Schneidezähne (Abb. 22, 23). Abgebildet werden der Gesichtsschädel mit Stirn-, Kiefer- und Nasenhöhlen. Besonders gut werden die Orbitae mit Jochbeinen und den lateralen Kieferhöhlenwänden (Crista zygomatico-alveolaris) dargestellt. Indikation: Mittelgesichtsfrakturen und pathologische Prozesse der Nasennebenhöhlen.

b) **Jochbögenaufnahme (sog. Korbhenkelaufnahme).** Im submentovertikalen Strahlengang kommt die Jochbogenprominenz beidseits gut zur Darstellung. Die NNH-Aufnahme in Verbindung mit der Korbhenkelaufnahme gehört zur Standardeinstellung bei Mittelgesichts- und Jochbein-Jochbogenfrakturen (Abb. 24, 25).

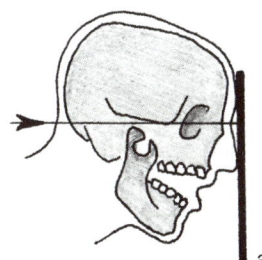

b

a

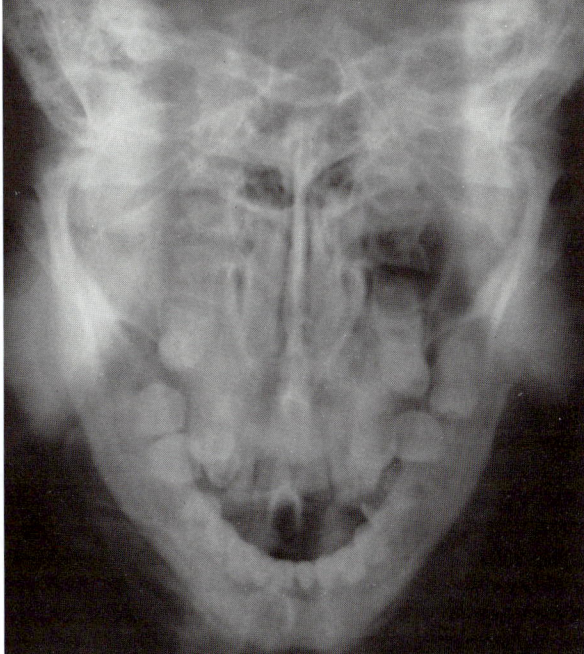

Abb. 26 a, b Okzipito-frontale Einstellung zur Darstellung beider Kiefergelenke.

c) **Unterkieferaufnahme nach Clementschitsch.** Bei Unterkieferbrüchen unter Mitbeteiligung der Kiefergelenke kommt standardmäßig neben der schon erwähnten Panoramaschichtaufnahme (Orthopantomogramm) zur zweiten Ebene die Unterkieferaufnahme nach Clementschitsch zur Anwendung. Im okzipitofrontalen Strahlengang bei weit geöffentem Mund werden beide Kiefergelenke mit den aufsteigenden Unterkieferästen und dem Unterkieferkörper abgebildet (Abb. 26 a u. b). Indikation: alle Unterkieferfrakturen, insbesondere Kiefergelenksfrakturen.

d) *Seitliche Fernröntgenaufnahme.* Das Fernröntgenverfahren ist eine seitliche Schädelaufnahme mit einem weit größeren Film-Fokus-Abstand (1,5–4 m), als dies bei normalen Schädelaufnahmen üblich ist. Dadurch wird die projektorische Vergrößerung auf eine Minimum reduziert. Um eine möglichst genaue und reproduzierbare Einstellung des Schädels in den verschiedenen Bezugsebenen zu gewährleisten (Parallelausrichtung von Schädelmedianebene und Filmebene mit senkrechter Ausrichtung des Zentralstrahles auf diese beiden Ebenen), wird der Kopf des Patienten in einer speziellen Kopfeinstellvorrichtung fixiert. Durch

die Anwendung von speziellen Filtern und Differentialfolien in der Filmkassette wird zudem die Darstellung sowohl der Weichteile (Gesichtsprofil) als auch der knöchernen Struktur des Schädels gemeinsam auf einem Bild ermöglicht. Man erhält seitliche Schädelaufnahmen, die eine Bestimmung der Lagebeziehungen des Oberkiefers und Unterkiefers zueinander und zum Gesamtschädel erlauben; zusätzlich lassen sich Profilanalysen durchführen. Durch Strecken- und Winkelmessungen direkt am Röntgenbild oder an dessen Durchzeichnung und anschließenden Vergleich der ermittelten

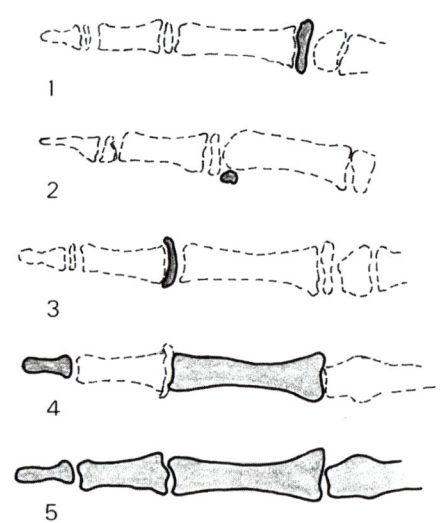

1

2

3

4

5

Abb. 28 Wachstumsstadien der Finger

Stadium 1: Proximale Zeigefingerphalange. Relation Epiphysenbreite/Diaphyse. Gleiche Breite zeigt Beginn des maximalen Längenwachstums an.

Stadium 2: Ulnares Sesamoid am metakarpophalangealen Gelenk des Daumens. Erste Zeichen der Ossifikation. Maximales Längenwachstum erreicht.

Stadium 3: Mittlere Mittelfingerphalange. Epiphyse bedeckt Diaphyse mit beginnender Umkapselung (Kappenform = capping). Maximales Wachstum erreicht/überschritten.

Stadium 4: Proximale Mittelfingerphalange. Komplette Verknöcherung. Wachstumsmaximum überschritten.

Stadium 5: Mittlere Mittelfingerphalange. Vollständige Verknöcherung. Wachstumsmaximum überschritten.

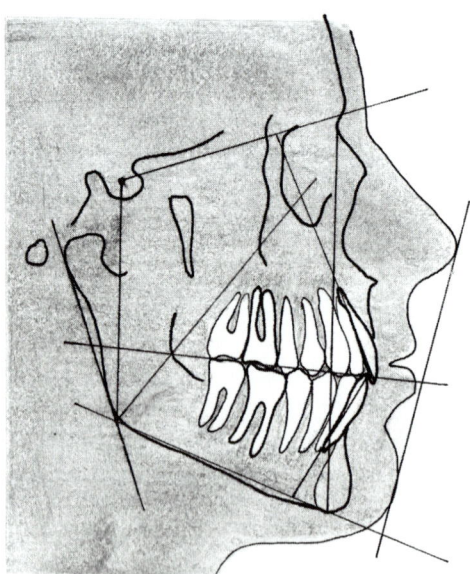

Abb. 27 Seitliche Fernröntgenaufnahme mit kephalometrischer Einzeichnung.

Werte mit Sollwerten ergeben sich Hinweise zur Pathogenese, Diagnose, Therapie und Prognose einer Dysgnathie (Abb. 27). Vom Fernröntgenverfahren wird vor allem in der Kieferorthopädie, aber auch in der Kiefer- und Gesichtschirurgie Gebrauch gemacht.

Die **Handröntgenaufnahme.** Bei der Handröntgenaufnahme beurteilt man die Epiphysenentwicklung, die Epiphysenfugenbreiten, die Handwurzelknochenkerne und die Knochenkerngrößen.

Das Skelettalter des Patienten wird anhand von Normwerten bestimmt und mit seinem Kalenderalter und Zahnalter in Relation gesetzt. Diese für die Kieferorthopädie wichtige Bestimmung des Entwicklungsalters des Patienten ermöglicht es, noch zu erwartende Wachstumsvorgänge zu erkennen und Hinweise zur Therapieplanung und zur Prognose zu erhalten (Abb. 28).

3 Milchgebiß

3.1 Normale Entwicklung

Die **Durchbruchsperiode** des Milchgebisses liegt zwischen dem 6. und 30. Lebensmonat. Die ersten Milchzähne, die bei dem etwa halbjährigen Kind durchbrechen, sind im allgemeinen die mittleren unteren Schneidezähne. Es folgen die oberen mittleren Schneidezähne, die seitlichen Schneidezähne, die ersten Milchmolaren, die Eckzähne und schließlich die zweiten Milchmolaren (Tab. 1). Nach dem Durchbruch der Milchschneidezähne haben die noch unbezahnten rückwärtigen Kieferwülste immer noch Kontakt miteinander, der erst beim Durchbruch des 1. Milchmolaren verloren geht. So entsteht die **erste Bißhebung** (die zweite Bißhebung erfolgt später im Wechselgebiß beim Durchbruch des 1. bleibenden Molaren). Mit etwa 30 Monaten ist das Milchgebiß mit insgesamt 20 Zähnen voll ausgebildet. In jedem Kieferquadranten befinden sich zwei Schneidezähne, ein Eckzahn und zwei Molaren. Die Milchzähne gleichen weitgehend verkleinerten Formen der entsprechenden bleibenden Zähne. Typisch für die Milchzähne ist ihre bläulich-weißliche Farbe gegenüber der eher gelblichen Farbe bleibender Zähne. Nach der Entwicklungsperiode folgt die **Gebrauchsperiode** des Milchgebisses. Während der Gebrauchsperiode findet man regelmäßig Zeichen der Abnutzung (Abrasion). Außerdem bleibt die ursprünglich vorhandene lückenlose Stellung der Milchzähne nicht erhalten. Ungefähr mit dem 4. Lebensjahr kommt es infolge eines Längen- und Breitenwachstums der Kiefer zur physiologischen Lückenbildung zwischen den Frontzähnen. Dieser Vorgang ist notwendig, damit später die breiteren bleibenden Frontzähne Platz haben.

Die besondere **Bedeutung des Milchgebisses** für die normale Entwicklung des Kauorgans beim Erwachsenen liegt darin, daß ein regulärer, zeitlich in der Reihenfolge genau abgestimmter Durchbruch der bleibenden Zähne nur dann erfolgen kann, wenn die Milchzähne während ihrer ganzen Gebrauchsperiode erhalten bleiben. Geht z. B. der 2. Milchmolar vorzeitig verloren, so rückt der 1. bleibende Molar an dessen Stelle. Dies bedeutet, daß die bleibenden Eckzähne und Prämolaren (9.–12. Lj.) keinen ausreichenden Platz finden und im Fehlstand (gedreht oder gekippt) durchtreten. Die Milchzähne haben somit als **Platzhalter** für die bleibenden Zähne eine wichtige Funktion.

3.2 Folgen frühzeitigen und traumatischen Milchzahnverlustes

Etwa 25% aller Gebißanomalien sind Folgen des frühzeitigen Zahnverlustes (Karies, Trauma). Im Vordergrund stehen Wachstumshemmung der Kiefer und Wanderung bleibender Zähne mit Drehung, Kippung und Engstand sowie mit resultierenden Asymmetrien der Zahnbögen, der Kiefer und des Schädelskelettes. Die durchbrechenden bleibenden Molaren vermitteln dem Alveolarbogen kräftige Wachstumsimpulse hauptsächlich nach mesial. Es ist daher verständlich, daß frühzeitiger Zahnverlust oder kariöse Prozesse nicht nur die Kontinuität des Zahnbogens unterbrechen, sondern auf der betreffenden Seite das **Kieferwachstum hemmen**, weil nunmehr die nach mesial (vorn) wirkenden Wachstumsimpulse der bleibenden Molaren auf den vor der Lücke liegenden Gebißanteil nicht mehr

Tabelle 1 Durchbruchszeiten der Milchzähne

Durchbruchs-monat	Milchzahn	Reihenfolge
6– 8	I	1
8–12	II	2
12–16	IV	3
16–20	III	4
20–30	V	5

übertragen werden. Ferner kommt es nach frühzeitigem Milchzahnverlust im Seitenzahnbereich zu einem **Zusammenbruch der „Stützzonen"**. Die Stützzone im Milchgebiß besteht aus dem Milcheckzahn und dem 1. und 2. Milchmolaren, welche während des Durchbruchs der bleibenden Schneidezähne und der Sechsjahrmolaren Okklusion und Bißhöhe zu fixieren haben (Abb. 29).

Nach dem Zusammenbruch der Stützzonen erfolgt der Einbruch der bleibenden Schneidezähne und des Sechsjahrmolaren in die so entstandene Lücke hinein. Dabei entsteht ein Platzmangel, der nun später die bleibenden Eckzähne und Prämolaren an falscher Stelle durchbrechen läßt. Die falsch stehenden Zähne bedingen damit eine **Stellungsanomalie** (abnorme Stellung der Zähne zueinander) und in den im Wachstum gehemmten Kiefern eine **Bißanomalie** (abnorme Stellung der Kiefer zueinander), insbesondere eine Pseudoprogenie und maxilläre Prognathie sowie Formen von Kreuzbiß und Engstand (s. Kap. 4.3). Vor allem Traumen im Milchgebiß (Stauchung und Lockerung) führen oft zur Schädigung der darunterliegenden Zahnkeime. Posttraumatische Entzündungen des periapikalen Gewebes können auf das Schmelzorgan des bleibenden Zahnes übergreifen und zu Mißbildungen des betreffenden Zahnes führen (Turner-Zahn, s. S. 19), die oft erst Jahre nach einem seinerzeit eventuell als harmlos beurteilten Unfall festzustellen sind.

3.3 Lutschgewohnheiten und ihre Folgen

Zum Lutschen benutzen Kinder den Daumen, einen oder mehrere Finger oder Gegenstände. Am häufigsten wird mit dem Daumen gelutscht. Dabei liegt meistens die Daumenbeere dem Zwischenkiefer an, der Daumenrücken den unteren Schneidezähnen. Die Auswirkungen des Lutschens sind verschiedenartig und im hohen Ausmaß abhängig von seiner Intensität und Zeitdauer. Beim Lutschen mit dem Daumen kann gleichzeitig eine Beeinflussung des oberen Zahnbogens und der Unterkieferlage erfolgen, was eine starke Kippung der oberen Frontzähne nach vorn und eine Kippung der unteren Frontzähne nach hinten zur Folge

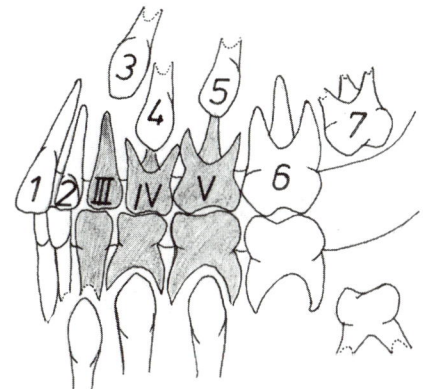

Abb. 29 Typisches Bild der Stützzonen im Wechselgebiß (6. Lj.).

hat. Durch das Lutschen kann auch ein frontal offener Biß entstehen (s. S. 21). Die häufigste lutschbedingte Dysgnathie ist die **lückige Prognathie** (s. S. 21). Es empfiehlt sich, Kleinkindern spätestens im Alter von 2–3 Jahren das Lutschen abzugewöhnen. Ein Schnuller ist vom medizinischen Standpunkt aus kontraindiziert, wenn er nicht zum richtigen Zeitpunkt wieder verschwindet. Er kann dem Kind auch viel leichter abgewöhnt werden als die Unart des exzessiven Fingerlutschens.

3.4 Zahnschäden durch Tetrazyklin

Tetrazyklin bildet im Organismus mit Kalzium einen Komplex. Da es nur langsam abgebaut wird, kann kalziumgebundenes Tetrazyklin während der Mineralisationsphase in die Zahnhartsubstanz irreversibel eingelagert werden und zu Schmelzverfärbungen führen. Durch oxydative Vorgänge und Lichtwirkung kommt es zum bräunlichen Nachdunkeln der Verfärbungen. Klinisch erscheinen Zähne mit Tetrazyklineinlagerung gelbgrau bis braun. Außerdem findet man Hypomineralisation und Schmelzhypoplasien mit erhöhter Kariesanfälligkeit der betreffenden Zähne. Während der Zahnentwicklung (gesamte Schwangerschaft, Kinder bis 12 Jahre) ist die Verabreichung von Tetrazyklinderivaten daher möglichst zu vermeiden, weil die Kronen der Weisheitszähne erst zwischen dem 10. und 12. Lebensjahr verkalken.

4 Wechselgebiß

4.1 Zeitraum des Zahnwechsels

Der **Durchbruch** der bleibenden Zähne verläuft in verschiedenen Phasen. Im ersten Abschnitt, zwischen dem 6. und 9. Lebensjahr bricht zuerst der 1. bleibende Molar (Sechsjahrmolar) hinter der vorhandenen Milchzahnreihe durch. Dann kommt es zum Wechsel der mittleren und seitlichen Schneidezähne.

Im zweiten Abschnitt, zwischen dem 9. und 12. Lebensjahr, wechseln die Eckzähne und die Prämolaren, und zuletzt bricht der 2. bleibende Molar durch (Tab. 2).

Tabelle 2   Durchbruchszeiten der bleibenden Zähne

Durchbruchs-jahr	Ober-kiefer-zähne	Unter-kiefer-zähne	Reihen-folge
6	6	6	1
6– 8	1	1	2
7– 9	2	2	3
9–12	4	3	4
	5	4	5
	3	5	6
11–14	7	7	7
18–22	8	8	8

Bei den bleibenden Molaren spricht man auch von **Zuwachszähnen**, weil sie keine Vorgänger in der Milchdentition haben. Von **Ersatzzähnen** spricht man, wenn sie vorher durch Milchzähne vertreten waren.

Der Durchbruch der bleibenden Zähne ist bis zum 12. Lebensjahr von einem ausgeprägten Breiten- und Längenwachstum der Kiefer begleitet.

Im dritten Abschnitt erfolgt zwischen dem 18. und 22. Lebensjahr (sogar bis zum 40. Lj.) der Durchbruch der Weisheitszähne. Im Unterkiefer ist ein häufig zu geringes Platzangebot im Horizontalast auf frühzeitig abgeschlossenes Längenwachstum zurückzuführen, so daß es oft zu einer Verlagerung mit vollständiger oder unvollständiger Retention der Weisheitszähne kommt.

4.2 Zahnanomalien

Die Zahnanomalien werden in Zahl-, Form- und Strukturanomalien unterschieden.

Eine **Hypodontie** ist die Nichtanlage einzelner Zähne, eine **Oligodontie** die Nichtanlage mehrerer Zahngruppen, und die **Anodontie** ist das Fehlen aller Zähne in einem oder in beiden Kiefern. Überzählige Zähne kommen meistens als Doppelbildungen vor. Die **Formanomalien** sind äußerst vielfältig. Als häufigste Formanomalie treten die Zapfenzähne auf, die besonders die oberen Schneidezähne betreffen.

Die **Strukturanomalien** sind Mineralisationsstörungen, die sich während der Amelo- bzw. Dentinogenese manifestieren. Schmelzhypoplasien, die symmetrisch an mehreren Zähnen und Zahnabschnitten gleicher Mineralisationsphasen auftreten, weisen darauf hin, daß es sich um eine Folge von Störungen des Kalziumphosphatstoffwechsels handelt, wie sie besonders bei der Rachitis infolge unzureichender Vitamin-D-Zufuhr bestehen. Schmelzhypoplasien treten in der Regel nach allen Allgemeinerkrankungen auf, die eine Störung im Kalziumphosphatstoffwechsel während der Zahnentwicklung verursachen.

4.2.1 Amelogenesis imperfecta

Unter diesem Begriff werden hereditäre Schmelzaplasie, Schmelzhypoplasie und Schmelzhypokalzifikation zusammengefaßt. In jedem Fall bezeichnet er eine Fehlleistung der Ameloblasten. Der Erbgang ist unvollständig x-chromosomal dominant. Die Zähne erscheinen entweder glanzlos, weißlich-gelb, später braun und sind dann kleiner als normal (Schmelzaplasie), oder der Schmelz ist hart, aber dünn und stellenweise fast nicht vorhanden (Schmelzhypoplasie). Form und Größe der Zahnkronen sind normal, der Schmelz erscheint aber weich, glanzlos und grau (Schmelzhypokalzifikation). Milch- und bleibende Zähne können betroffen sein.

4.2.2 Dentinogenesis imperfecta

Es ist eine mesodermale Zahnmißbildung mit einfach dominantem Erbgang, die Milch- und Dauergebiß betreffen kann. Die Zahnkronen sind von bläulich-transparenter Farbe (Glaszähne). Der Schmelz zeigt bald Risse und springt in Teilen ab, der Dentinkern wird abgekaut. Im Röntgenbild fallen ein verringerter Kontrast der Zahnsubstanz, eine oft völlig obliterierte Pulpahöhle und teilweise eine Verkürzung der Wurzeln auf. Die Dentinogenesis imperfecta ist ein charakteristisches Symptom der Osteogenesis imperfecta tarda (Typ Lobstein), die mit Knochenbrüchigkeit, Schädeldeformierungen, blauen Skleren und otosklerotischer Schwerhörigkeit einhergeht.

4.2.3 Hutchinson-Zähne

Bis zu 60% der Kinder mit konnataler Lues zeigen angeborene morphologische Zahnveränderungen an bleibenden mittleren und seitlichen Schneidezähnen sowie an Kauflächen der Sechsjahrmolaren. Gleichzeitiges Auftreten von Labyrinthschwerhörigkeit und Hornhauttrübung sichert die Diagnose (Hutchinson-Trias). Die Veränderungen treten nie an Milchzähnen auf. Infolge der luetischen Entzündung im Bereich der Schmelzbildungsanlage kommt es zu perifol-

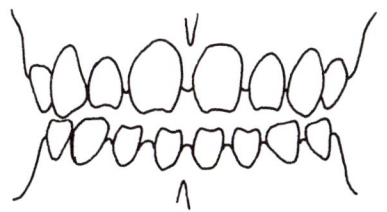

Abb. 30 Tonnenform der Hutchinson-Zähne bei konnataler Lues.

likulären Ödemen und Hyperplasie des äußeren Schmelzepithels, wodurch die Ameloblastenreihe in Richtung Zahnpapille eingedrückt und atrophisch wird. Die bleibenden Frontzähne erscheinen in der Folge tonnenförmig und im Bereich der Schneidekanten halbmondförmig (Abb. 30).

4.2.4 Turner-Zähne

Sie stellen eine Mißbildung einzelner bleibender Zähne dar (meist mittlere Schneidezähne und Prämolaren), die durch periapikale Infektionen der Milchzähne (Karies) oder Intrusion der Milchschneidezähne bedingt ist. Durch diese Zahnkeimschädigung sind Ausprägungen von braunen Flecken über Strukturunebenheiten im Schmelz bis zur völligen Mißbildung der bleibenden Zähne möglich.

4.2.5 Fluorose

Mit steigendem Angebot von Fluor, insbesondere im Trinkwasser, können die Zähne spritzerartige, flächig weißliche Verfärbungen oder bräunliche Flecken aufweisen. In Extremfällen sind neben der Verfärbung starke Hypoplasien und brüchiger Schmelz zu beobachten (mottled teeth). Die Fluorose wird dort beobachtet, wo der natürliche Fluorgehalt 2 mg pro Liter übersteigt. Die genannten Veränderungen sind nur während der Schmelzbildungsperiode möglich.

Eine Skelettfluorose (zunehmende Verdichtung des Knochens im Röntgenbild) kann gleichzeitig vorliegen.

4.3 Dysgnathien

Dysgnathien sind erblich bedingte oder durch äußere Einflüsse entstandene Störungen der Lagebeziehung (Bißlage) von Ober- und Unterkiefer zueinander, die auf Zahnstellungsanomalien (vorzeitiger Zahnverlust, Hypodontie, Lutschen) oder Kieferwachstumsstörungen (Progenie, Prognathie, offener Biß, Lippen-Kiefer-Gaumenspalten) beruhen. Meistens stehen funktionelle, ästhetische und phonetische Störungen im Kauorgan im Vordergrund.

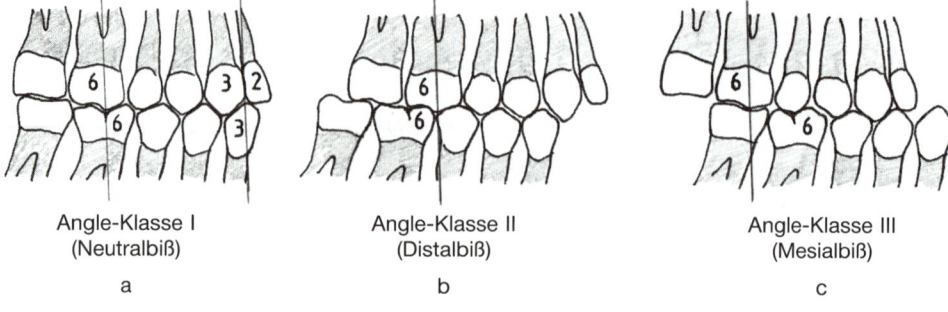

Angle-Klasse I (Neutralbiß)	Angle-Klasse II (Distalbiß)	Angle-Klasse III (Mesialbiß)
a	b	c

Abb. 31 a–c Einteilung der Bißlagen nach *Angle*.

Zur Einteilung der Bißlagen (nach *Angle*) in der Kieferorthopädie werden als Schlüsselpunkte die Sechsjahrmolaren und die Eckzähne von Ober- und Unterkiefer herangezogen. Die normale Bißlage (Neutralbiß, Angle Klasse I) ist dadurch gekennzeichnet, daß durch die geringere Breite der unteren Schneidezähne die unteren Eckzähne zwischen die oberen seitlichen Schneidezähne und die oberen Eckzähne beißen und die ersten oberen Molaren mit ihrem vorderen Höcker in die Querfissur der unteren Molaren treffen (Abb. 31). Bei der Angle Klasse II stehen die Sechsjahrmolaren des Unterkiefers in Distalokklusion. Der Distalbiß des Unterkiefers ist häufig mit oberer Spitzfront und Oberkieferkompression (hoher spitzer Gaumen) begleitet. Kinder mit dieser Bißform haben oft durch Lutschen bedingt zusätzlich einen offenen Biß.

Bei der Angle Klasse III stehen die ersten Molaren des Unterkiefers in Mesialokklusion. Die typischen Dysgnathien mit diesem Vorbiß des Unterkiefers stammen aus dem progenen Formenkreis.

Die angestrebte Korrektur dieser Fehlstellungen bewirkt eine verbesserte Kaufunktion, eine verringerte Schädigung des Parodonts, eine Vorbeugung gegen Kiefergelenkerkrankungen und eine verbesserte prothetische Versorgung nach dem späteren Zahnverlust mit Verbesserung der Sprache und Harmonisierung des Gesichtsprofils. Die konservativen Korrekturmaßnahmen durch kieferorthopädische Behandlungsgeräte sind nur bis zu gewissen Grenzen möglich. Für ausgeprägte und schwere Formen von Gebißanomalien wie mandibuläre und maxilläre Prognathie sowie offener Biß kommen nur noch chirurgische Korrekturmaßnahmen zur Anwendung (kieferorthopädische Chirurgie, sog. Korrektivplastiken).

4.3.1 Progenie (mandibuläre Prognathie)

Bei der sog. echten Progenie handelt es sich um eine erbliche übermäßige Größenentwicklung des Unterkiefers und auch meist der Zunge in sagittaler und transversaler Richtung mit deutlicher Ausprägung eines umgekehrten Überbisses (Mesialbiß, Angle Klasse III). Oft ist mit der Progenie eine Hypoplasie des Mittelgesichtes kombiniert. Typische Profilveränderungen sind stark vorspringendes Kinn mit Vergrößerung der Unterlippe, vertiefte Nasolabialfalte und flache Kieferwinkel (Abb. 32).

Kennzeichnend ist zudem der **progressive Verlauf** in den drei Entwicklungsstufen acht-zwölf-sechzehn Jahre. Bereits im Milchgebiß ist die mandibuläre Prognathie zu erkennen. Bei ausgeprägter Akromegalie

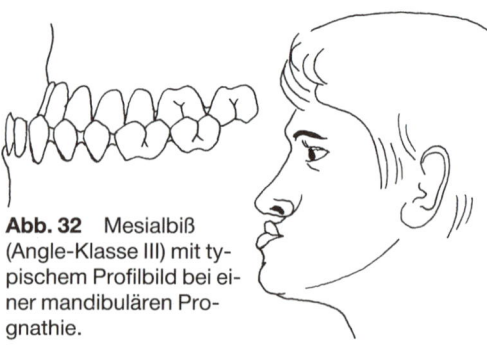

Abb. 32 Mesialbiß (Angle-Klasse III) mit typischem Profilbild bei einer mandibulären Prognathie.

ist sie regelmäßig vorhanden und kann sich auch noch nach der Pubertät ausbilden.

Neben der mandibulären Prognathie ergibt sich ein scheinbar progenes Profilbild durch eine Unterentwicklung des Oberkiefers (Mikrognathie) oder durch Rücklage desselben (Retrognathie) bei normal entwickeltem Unterkiefer (sog. Pseudoprogenie). Die Wachstumshemmung des Oberkiefers kann verursacht werden durch vorzeitigen Zahnverlust, Nichtanlage von Zähnen, disloziert verheilte Mittelgesichtsfrakturen und nach Lippen-, Kiefer- und Gaumenspaltenoperationen.

Bei dem heute nicht mehr gebräuchlichem Begriff des sog. progenen Zwangsbisses handelt es sich lediglich um eine umgekehrte Verzahnung der Frontzähne bei stets vorhandenem Neutralbiß und bei normaler Größenentwicklung des Ober- und Unterkiefers ohne Beisein von typischen Profilveränderungen.

4.3.2 Prognathie (maxilläre Prognathie)

Sie ist gekennzeichnet durch die sagittale Vorverlagerung der Oberkieferzähne, meist in Verbindung mit vergrößerter Achsenneigung der Zähne und gleichzeitiger Vorwölbung der Oberlippe. Der Lippenschluß ist bei dieser Fehlstellung meist nur mit Anstrengung möglich. Der Unterkiefer kann normal oder in Rücklage stehen. Bei oft

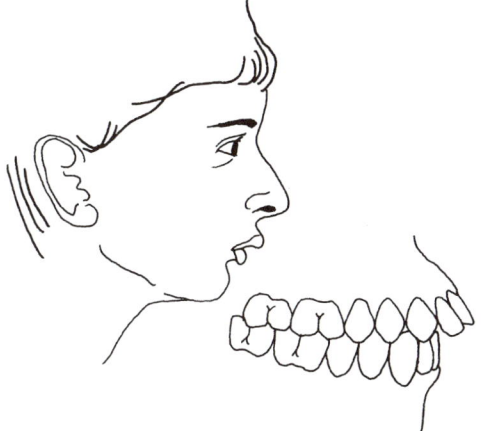

Abb. 33 Distalbiß (Angle-Klasse II) mit Oberkieferspitzfront bei einer maxillären Prognathie.

gleichzeitig bestehendem tiefen Biß kommt es zum traumatischen Einbiß der Unterkieferfrontzähne in die vordere Gaumenschleimhaut. Bei zusätzlich vorliegendem Vorbiß der Unterkieferfront spricht man von einer bialveolären Protrusion. Die skelettal bedingte maxilläre Prognathie ist häufig mit einer vertikalen Überentwicklung des Mittelgesichtes und gelegentlich mit einem offenen Biß kombiniert. Häufigste **Ursache** der alveolär bedingten Prognathie ist das Lutschen, wobei der Alveolarfortsatz des Oberkiefers förmlich aufgebogen wird (Abb. 33).

4.3.3 Offener Biß

Je nach Ausprägung dieser Dysgnathie ist die Verlängerung des unteren Gesichtsdrittels, die Unterentwicklung der Oberlippe und die Unfähigkeit, die Lippen zwanglos zu schließen kennzeichnend. Häufig ist der offene Biß mit anderen Dysgnathieformen wie mandibuläre Mikrognathie und mandibuläre Prognathie vergesellschaftet. Verschiedene Einflüsse führen zur **Entstehung** eines offenen Bisses:

– Lutschgewohnheiten im Kindesalter,
– gewohnheitsmäßiger Zungendruck beim Schlucken gegen die Frontzähne,
– gestörte Nasenatmung (adenoide Vegetationen),
– disloziert verheilte Kieferbrüche,
– Rachitis.

Beim offenen Biß sind in der Mehrzahl die Frontzähne betroffen, so daß man dann von einem frontal offenen Biß spricht. Seltener sind zirkulär oder seitlich offene Bisse (Abb. 34).

4.3.4 Gesichtsasymmetrien (Laterognathie)

Darunter versteht man die Verlagerung des Unterkiefers zur Seite infolge unterschiedlichen Längenwachstums im aufsteigenden Unterkieferast mit typischem Kinnschiefstand und Mittellinienabweichung. Die hauptsächlichen Ursachen liegen in einer fehlerhaften Zwangsbißführung, in gestörtem Wachstum des Unterkiefers nach Kiefergelenksfrakturen, Ankylose, Osteomyeli-

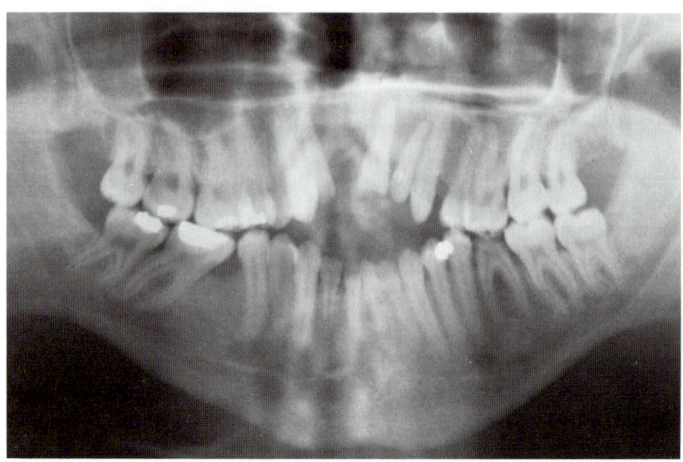

Abb. 34
Frontal offener Biß.

tis und in einer einseitigen Überentwicklung des Unterkiefers infolge einer Kiefergelenk-hyperplasie. Oft geht die Laterognathie mit hochgradigen Okklusions- und Artikula-tionsstörungen einher.

4.3.5 Kreuzbiß

Der Kreuzbiß stellt eine Anomalieform dar, bei der die obere und untere Zahnreihe umgekehrt okkludieren. Betrifft die umge-kehrte Verzahnung das rechte und linke Sei-tenzahngebiet, spricht man von beidseiti-gem Kreuzbiß. Erstreckt sich die Okklu-sionsstörung auch auf das gesamte Front-zahngebiet, dann liegt bereits ein progener Biß vor. Morphologisch zeichnet sich der beidseitige Kreuzbiß vor allem durch eine meist symmetrisch ausgebildete Schmalheit des Oberkiefers aus, wodurch die Unterkie-ferseitenzähne in den falschen Überbiß ge-raten. Ebenso ist eine symmetrische Über-entwicklung des Unterkiefers schuld an der Kreuzbißverzahnung. Meistens liegt eine Kombination eines zu schmalen Oberkiefers mit einem zu weiten Unterkiefer vor.

Der **einseitige Kreuzbiß** zeichnet sich entwe-der durch eine koronale Kippung der Sei-tenzähne oder durch eine Verformung der Zahnbögen aus. Das Abrutschen des Unter-kiefers in die Kreuzbißstellung geht mei-stens von verlängerten Milcheckzähnen aus. Diese ungesicherte Bißlage veranlaßt den Unterkiefer, seitlich abzugleiten.

Der **mandibuläre Kreuzbiß** hat seine Ursa-che im Kiefergelenk (Osteomyelitis, Kiefer-gelenksfrakturen in der Wachstumsperiode) und ist durch die Verschiebung der Unter-kiefermitte zur Kreuzbißseite gekennzeich-net (Abb. 35).

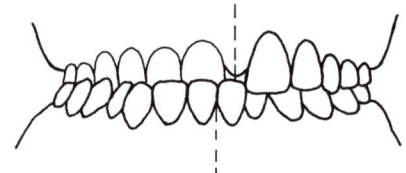

Abb. 35 Mandibulärer Kreuzbiß.

4.3.6 Engstand

Leitsymptome dieser Zahnstellungsanoma-lie ist der Platzmangel. Dieser besteht be-reits im Milchgebiß und überträgt sich ge-wöhnlich auf das bleibende Gebiß. Häufig ist ein Mißverhältnis zwischen Zahn- und Kiefergröße die Ursache. Der Platzmangel führt typischerweise zu Kippungen und Dre-hungen der Zähne, die auch außerhalb des Zahnbogens stehen können. Engstände im Seitenzahnbereich sind in der Regel auf vor-zeitigen Milchzahnverlust zurückzuführen. Aplasie von Zähnen (z. B. bei Lippen-Kie-fer-Gaumenspalten) führen ebenfalls zu Engständen. Bei vielen anderen Dysgna-thieformen (maxilläre Prognathie mit dem typischen Spitzkiefer und hohem Gaumen, maxilläre Mikrognathie) werden von Zahn-engständen begleitet. Röntgenologisch fällt

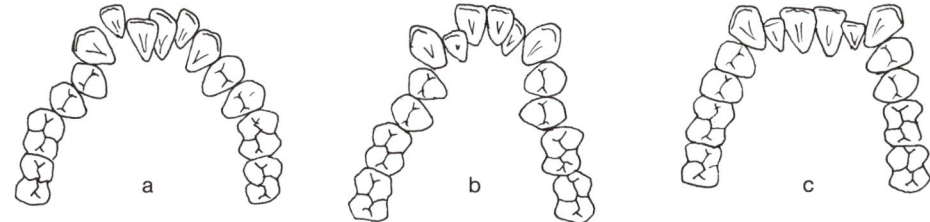

Abb. 36 a–c Verschiedene Formen des Engstandes.

bereits im Wechselgebiß eine beengte Zahn-
keimlage der bleibenden Zähne auf
(Abb. 36).

4.4 Beginn der kieferortho-
pädischen Therapie

In der langen und vielschichtigen Gebißentwicklung können mannigfaltige Störungen
auftreten, die bereits im Embryonalstadium
zu anatomischen Fehl- und Mißbildungen
führen können. Postnatal überwiegen vornehmlich funktionelle Störungen wie Lutschen, Kauen und Beißen auf Lippen und
Wangen.

Äußere Ursachen müssen früh genug erkannt werden. So wird eine kausale Therapie ermöglicht, die, im richtigen Moment
eingesetzt, viele schwere Dysgnathieformen
verhindern kann. Der richtige Zeitpunkt
hängt von verschiedenen Umständen ab, so
vom Alter des Patienten, vom Stand der
Gebißentwicklung (Zahnalter) und von der
Bereitschaft des Kindes und seiner Erzieher
zur Mitarbeit.

Kieferorthopädische Maßnahmen erfolgen
entsprechend den Entwicklungsperioden
des Gebisses (vom Milchgebiß über das
Wechselgebiß zum bleibenden Gebiß) in
verschiedenen Behandlungszeitabschnitten,
die in der folgenden Übersicht (Tab. 3) zu-
sammengestellt sind.

Ein günstiger Beginn der kieferorthopädischen Behandlung erfolgt meistens nach
dem Wechsel der seitlichen Schneidezähne
mit dem Durchbruch der Prämolaren (I.
und II. Phase des Wechselgebisses). Das
Stadium des Wechselgebisses ist das günstig-
ste Alter für eine kieferorthopädische Ein-
flußnahme.

Tabelle 3 Übersicht über die Behandlungszeit-
abschnitte entsprechend der Gebißentwicklung

Frühbe-handlung	*1. Periode:* bis zum 6. Lebensjahr – Nutzperiode des Milchgebisses – 1. Phase des Wechselgebisses
Frühzeitige Behandlung	*2. Periode:* 6.–12. Lebensjahr – II. Phase des Wechselgebisses
Spätbe-handlung	*3. Periode:* 12.–30. Lebensjahr – Nutzperiode des bleibenden Gebisses

1. Frühbehandlung. Die Behandlung beginnt in der Nutzperiode des Milchgebisses
oder in der I. Phase des Wechselgebisses
(bei Durchbruch der ersten bleibenden
Schneidezähne und der ersten Molaren). In-
dikationen zur Frühbehandlung sind: mandibuläre und maxilläre Prognathie, Lutsch-
anomalien, Kreuzbiß, Folgen von Lippen-
Kiefer-Gaumenspalten (s. S. 97). Als pro-
phylaktische Maßnahmen sind bei vorzeiti-
gem Milchzahnverlust Lückenhalter, bei
Lutschgewohnheiten eine Mundvorhofplat-
te und bei okklusalen Zwangsführungen
Einschleifmaßnahmen von Milchzähnen erforderlich.

2. Frühzeitige Behandlung. In der Regel beginnt man in der II. Phase des Wechselgebisses, während die Prämolaren durchbrechen. Dies ist der eigentliche Zeitraum für
kieferorthopädische Behandlungen mit ab-
nehmbaren intraoralen Plattengeräten, insbesondere mit funktionskieferorthopädi-
schen Kunststoffblockgeräten oder mit festsitzendem Multibandgerät. Die Indikatio-
nen umfassen alle Dysgnathieformen.

3. Spätbehandlung. Die Behandlung beginnt mit Abschluß des Zahnwechsels in der
Nutzperiode des bleibenden Gebisses. In
diesem Zeitraum werden alle verspäteten

oder rezidivierenden Behandlungsfälle zusammengefaßt. Meist werden aktiv-mechanische Kräfte benötigt, um die schwer zu behebenden Stellungsanomalien kaufunktionell oder ästhetisch beeinflussen zu können. Hierbei hat sich das intraoral festsitzende Multiband-System gut bewährt. Man führt umschriebene Korrekturen an der Stellung einzelner Zähne oder Zahngruppen durch, u. a. zur Verbesserung einer prothetischen Ausgangssituation (günstigere Achsenrichtung von Zähnen, ausgeglichenere Okklusion).

Je nach Ausgangslage einer Dysgnathie dauert die kieferorthopädische Behandlung durchschnittlich 2–3 Jahre.

4.5 Kieferorthopädische Chirurgie (Korrektivplastik)

Die **Indikation** zur operativen Korrektivplastik ist bei all jenen Dysgnathieformen gegeben, bei denen konservativ-orthopädische Maßnahmen allein nicht zum Erfolg geführt haben oder der für die Behandlung richtige Zeitpunkt, das Entwicklungsalter zwischen dem 6. und 12. Lebensjahr, verpaßt wurde.

In der Regel werden die orthopädischen Operationen erst nach dem 17. Lebensjahr vorgenommen, um Rezidive durch erneute Wachstumsschübe und Wachstumshemmungen infolge Alteration der knöchernen Wachstumszonen zu vermeiden. Wesentlicher Bestandteil des chirurgischen Vorgehens ist die Operationsplanung. Besonders wichtig ist die seitliche Fernröntgenaufnahme zur Profilanalyse. Als Hilfsmittel für die Auswertung dienen bestimmte Haut- und Skelettpunkte. Ergänzend zum Röntgenbild erfolgt die Planung an sog. Operations-Gipsmodellen, an denen die Durchtrennungsstelle am Kieferknochen sowie das Ausmaß einer evtl. Knochenresektion genau simuliert werden. So lassen sich die Operationstechnik und das zu erwartende Operationsergebnis gut vorausbestimmen.

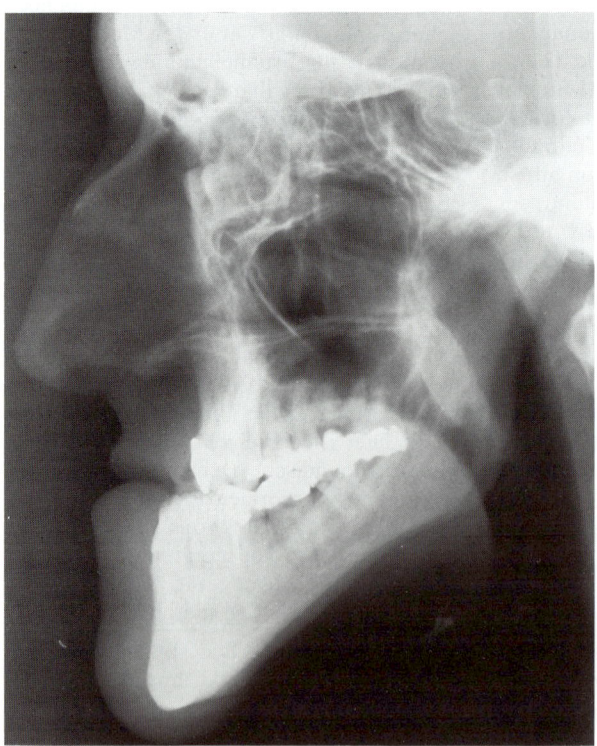

Abb. 37 Ausgeprägte Dysgnathiekombination einer mandibulären Prognathie mit einer maxillären Mikrognathie präoperativ.

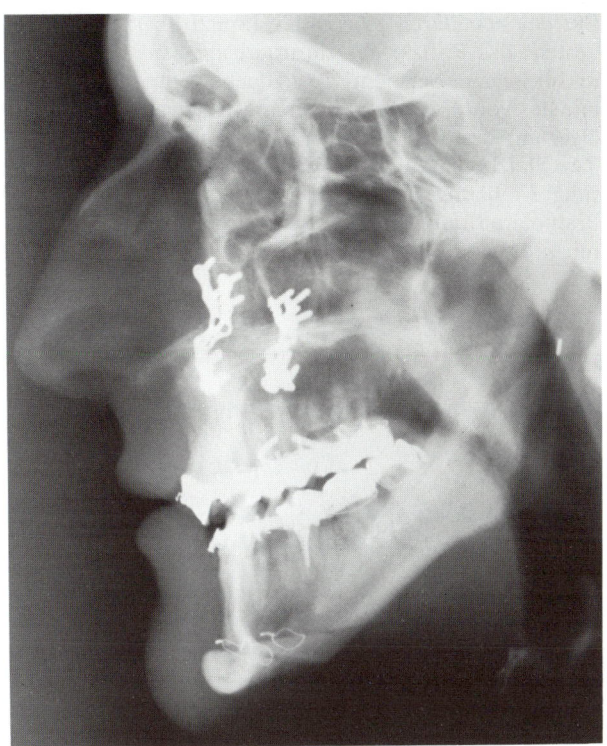

Abb. 38 Zustand nach kieferorthopädischer Korrekturoperation. Der Unterkiefer wurde nach sagittaler Osteotomie im aufsteigenden Unterkieferast zurückverlagert und gleichzeitig eine Kinnreduktionsplastik (Genioplastik) durchgeführt. Der Oberkiefer wurde nach einer Le Fort I-Osteotomie im Gegenzug nach vorn verlagert und mit Miniplatten stabil fixiert.

Die häufigste Dysgnathie, die operativ korrigiert wird, ist die **Progenie** (mandibuläre Prognathie).

Bei der heute von intraoral routinemäßig durchgeführten retromolaren sagittalen Unterkiefer-Osteotomie im Kieferwinkel und aufsteigenden Unterkieferast (nach *Obwegeser-Dal Pont*) wird der mobilisierte Unterkiefer nach rückwärts von der Mesialbißlage in die Neutralbißlage eingestellt und an den Oberkiefer für vier bis sechs Wochen mittels konfektionierter Drahtbogen-Kunststoff-Schienen ruhiggestellt. In manchen Fällen muß zusätzlich noch eine Kinnreduktionsplastik (Genioplastik) vorgenommen werden, um das restliche progene Profilbild ganz zu beheben (Abb. 37, 38).

Bei der **mandibulären Mikrognathie** (Mikrogenie) wird nach der gleichen Operationsmethode verfahren, nur daß der Unterkiefer nach Mobilisierung vorverlagert wird.

Die **Pseudoprogenie** (maxilläre Mikro- oder Retrognathie) erfordert die operative Korrektur im Oberkiefer. Durch die sog.

Le Fort I-Osteotomie wird der Oberkiefer horizontal durchtrennt, nach vorn verlagert und über eine Miniplattenosteosynthese stabil fixiert (Abb. 39).

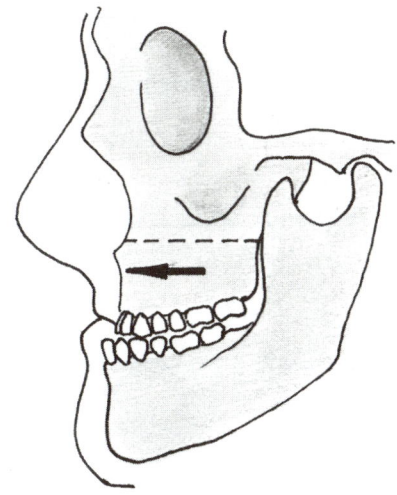

Abb. 39 Le Fort I-Osteotomie zur Vorverlagerung des Oberkiefers.

Bei der **maxillären Prognathie** (Spitzfront) besteht das Prinzip der chirurgischen Korrektur in einer Segment- oder Blockosteotomie des vorderen Oberkiefers mit Rückverlagerung des vorstehenden Kieferanteiles. Zur Platzbeschaffung für die Rückverlagerung ist häufig die Extraktion der ersten Prämolaren auf beiden Seiten durchzuführen.

Der **offene Biß** erfordert eine Blockosteotomie der Ober- und Unterkieferfront mit Heruntersetzen des Oberkieferanteiles und Heraufsetzen des Unterkieferanteiles.

Nach einem chirurgischen Korrektureingriff ist anschließend kieferorthopädisch eine Feineinstellung der Okklusion erforderlich.

5 Zahnkaries

Die Karies ist eine Erkrankung der Zähne, in deren Verlauf es durch äußere Einflüsse zu einer Demineralisation und fortschreitender Zerstörung der Zahnhartsubstanz kommt, die letztlich den Verlust des Zahnes zur Folge hat.

5.1 Epidemiologie der Karies

Gestützt auf fossile Gebißfunde kann man belegen, daß Karies bereits in der Urgeschichte (vor ca. 40 Mio. Jahren) auftrat. In der Neuzeit fand sie jedoch eine nie dagewesene Verbreitung. Trotz regional recht unterschiedlicher Entwicklung der Lebensweise und Kostformen sowie der sozialen Verhältnisse war der Kariesbefall bis zum Mittelalter im allgemeinen bei allen Völkern sehr niedrig. Erst während der letzten 250 Jahre kam es mit Fortschreiten der Zivilisation zu einem sprunghaften Anstieg der Karies. Die Ursache liegt offenbar in der veränderten Kostform, dem vermehrten Verbrauch von Zucker und industriell aufbereiteter Nahrung. Ein Beispiel dafür bietet eine Untersuchung (*Pederson* 1939) in Grönland, bei der festgestellt wurde, daß die Bevölkerung an der Westküste mit den fast immer eisfreien Häfen und der verstärkten Zuckereinfuhr einen erheblich höheren Kariesbefall aufwies als an der Ostküste mit den nur kurze Zeit im Jahr eisfreien Häfen und der weit geringeren Zuckereinfuhr.

Heute leiden in Europa und Nordamerika 99% der Bevölkerung an Zahnkaries. Bei 15- bis 18jährigen Oberschülern in der Bundesrepublik Deutschland wiesen nahezu 99% kariöse Zähne auf (*Patz* 1967). Bei den meisten waren fast 50% der Zähne kariös. Bei den Studenten unter 30 Jahren stieg diese Rate bis auf 75% (*Patz* 1971).

Der Kariesbefall tritt weitgehend symmetrisch und am häufigsten zuerst an den Sechsjahrmolaren auf. Die Oberkieferzähne sind fast doppelt so häufig von Karies befallen wie die Unterkieferzähne. Bereits bei Kindern im Alter von 3 Jahren sind kariöse Milchzähne festzustellen.

In Gegenden mit natürlichem fluorhaltigen Trinkwasser oder künstlicher Trinkwasserfluoridierung ist die Morbiditätsrate der Bevölkerung an Karies besonders niedrig.

Eine die gesamte Lebenszeit umfassende Karieskurve weist auf drei Abschnitte mit besonderer Anstiegstendenz hin. Befallsgipfel treten nach dem 5. Lj. (Wechselgebiß), nach dem 12. Lj. (hormonale Umstellung, s. S. 44) und nach dem 45. Lj. (im Zusammenhang mit altersbedingten Veränderungen des marginalen Parodonts) auf.

5.2 Ätiologie der Karies

Die Auslösung eines kariösen Prozesses ist multifaktoriell bedingt und erfolgt in der Hauptsache durch lokal auf den Zahn einwirkende schädigende Noxen, leicht vergärbare Kohlenhydrate und kariogene Plaque-Mikroorganismen. Zahnkaries kann nur auftreten, wenn folgende Voraussetzungen gegeben sind:

1. Plaque-Mikroorganismen müssen in der Mundhöhle vorhanden sein: Die mikrobielle Zahnplaque ist der wichtigste ätiologische Faktor für die Karies, aber auch für Gingivitiden und Parodontitiden. Unter Zahnplaque versteht man einen weichen, dicht verfilzten, zähen, gelblich-grauen bakteriellen Zahnbelag. Dieser entsteht durch bakterielle enzymatische Aufspaltung des Speichelmuzins zu Glykoproteinen, die sich dann zu einer Mukoproteinschicht auf der Zahnoberfläche ablagern. Die Mukoproteinschicht ist besonders approximal und in den Zahnfissuren sowie entlang der Zahnhälse der Zahnreinigung schwer zugänglich. Bereits nach zwei Tagen reift sie zur Zahnplaque infolge mikrobieller Besiedlung durch gramnegative Kokken, grampositive und

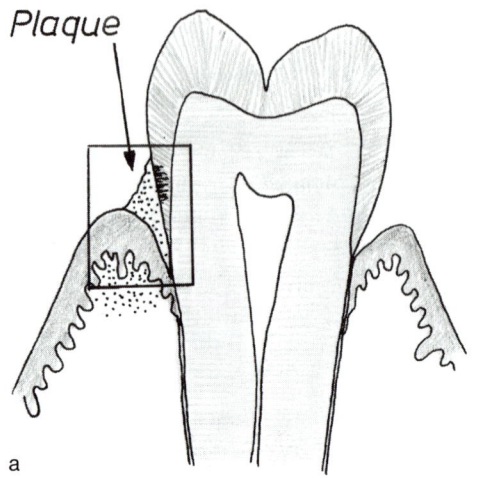

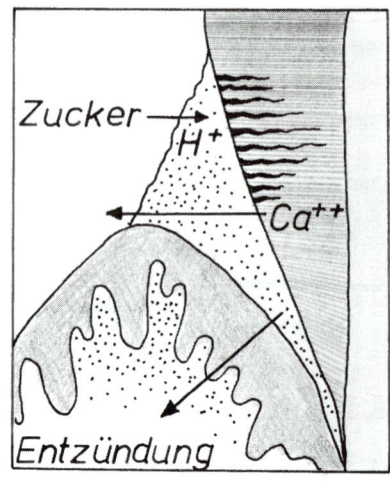

Abb. 40 a, b Mikrobielle Zahnplaque (nach *König, K. G.:* Ätiologie und Genese. „Die Quintessenz", Berlin 1980. Referatnr. 6031).

gramnegative Stäbchen sowie Fusobakterien, die sich durch Vergärung von niedermolekularen Kohlenhydraten zu Milchsäure auszeichnen. Die am Kariesprozeß hauptsächlich beteiligten Kokken, der *Streptococcus sanguis* und *mutans*, sind besonders dadurch charakterisiert, daß sie im Vergleich zu den übrigen Plaque-Mikroorganismen während der Zuckervergärung zusätzlich intrazelluläres und extrazelluläres Polysaccharid (Glukane, Fruktane) als Energiereserve bilden können, die in den Pausen zwischen den Nahrungsaufnahmen wieder zu Milchsäure abgebaut werden. So ist eine ständige Aufrechterhaltung der Säurewirkung (pH 4–5) auf den Zahn gegeben. H^+-Ionen diffundieren aus dem Plaques in den Schmelz und lösen um so mehr Ca^{++}-Ionen aus dem Hydroxylapatit-Kristallgefüge, je länger und zahlreicher die H^+-Ionen mit dem Schmelz in Kontakt bleiben. Durch die allmähliche Auflockerung des Schmelzgefüges entstehen feinste Spalten, in die Substrat und Mikroorganismen weiter vordringen können (Abb. 40). Durch das Fortschreiten dieses Prozesses (Demineralisation) kommt es zum Zusammenbruch des Schmelzes und zur Entstehung der kariösen Läsion.

2. Kohlenhydrate müssen in der Nahrung vorhanden sein: Niedermolekulare Kohlenhydrate, speziell die Saccharose in fester oder klebriger Form (Bonbons, Karamellen, Schokolade) zwischen den Mahlzeiten genossen, entfalten eine starke kariogene Wirkung. Eine große Zuckermenge auf einmal konsumiert wirkt weit weniger kariogen als die gleiche Zuckermenge in vielen kleinen Portionen über den Tag verteilt.

3. Der Kontakt der Nahrung mit der Zahnoberfläche muß gegeben sein: Eine parenterale Ernährung oder Zufuhr von Nahrung über eine Magensonde führte im Versuch zu keiner Karies.

Der Speichel übt eine gewisse Selbstreinigung des Gebisses durch seine Pufferwirkung und Spülfunktion aus. Dies wird durch die Tatsache unterstrichen, daß ein Funktionsausfall der Speicheldrüsen (Xerostomie) die völlige kariöse Zerstörung des Gebisses zur Folge hat. Nicht regelrecht entwickelte Gebisse, insbesondere mit Engstand der Zähne oder fehlerhaft strukturierten Zähnen (Hypoplasien), weisen einen erhöhten Kariesbefall auf, da sie einen längeren Kontakt der Zähne mit Speiseresten begünstigen.

5.3 Morphologie der Karies

Das Bild der klinisch erkennbaren kariösen Läsion ist verschieden. In der Regel findet man Karies an folgenden typischen Prädilektionsstellen (Retentionsstellen für Plaque und Speisereste):

1. Fissuren und Grübchen der Molaren und Prämolaren.
2. Approximalflächen aller Zähne.
3. Zahnhalsregion aller Zähne.
4. Anlagerungsstellen von Füllungen und Zahnersatz.

Im Anfangsstadium der Schmelzkaries tritt klinisch als erstes Zeichen der Entkalkung ein Verlust der Transparenz ein. Ein kreidigweißer Fleck wird sichtbar.

Die Ausweitung der Karies erfolgt in Abhängigkeit von Prädilektionsstellen und Struktureigenschaften der Zahnhartsubstanzen sehr unterschiedlich. Im Schmelz breitet sich die Karies nur langsam, im Dentin dagegen sehr schnell und unterminierend aus. So folgt der kariöse Prozeß den durch die Struktur vorgegebenen Bahnen. Im Schmelz sind es die mineralärmeren Partien (Mikrohypoplasien), im Dentin sind es die Dentinkanälchen mit ihren Odontoblastenfortsätzen, die den proteolytischen Mikroorganismen viel weniger widerstehen können. Ausgehend von der Schmelz-Dentin-Grenze dringen so die Mikroorganismen entlang der Dentinkanälchen weiter in Richtung Pulpa vor. Die Dentinkaries breitet sich zunehmend kegelförmig aus. Hat der Prozeß die Pulpa erreicht, kommt es zur sog. Caries profunda, die bei fehlenden Maßnahmen, wie Exkavieren der Karies mit nachfolgender indirekter oder direkter Überkappung, den Vitalitätsverlust der Pulpa zur Folge hat.

In der Kariesläsion (Kavitation) sind verschiedene Keimarten regelmäßig anzutreffen:

Streptococcus mutans, sanguis und *salivarius*, Actinomycesarten sowie im geringeren Ausmaß Laktobazillen. Dem *Streptococcus mutans* wird hierbei die Hauptrolle bei der Kariesbildung zugeteilt.

Nach der Topographie der Karies unterscheidet man:

1. Fissurenkaries: Sie beginnt in den Fissuren und Grübchen der Molaren und Prämolaren punkt- oder strichförmig und dringt bis zur Schmelz-Dentingrenze ampullenförmig vor. Von hier breitet sich die Karies (Abb. 41) schnell und unterminierend im Dentin aus. Der zerstörte Dentin erweicht allmählich unter Zutritt von Feuchtigkeit. Die Schmelzanteile des Zahnes verlieren so ihre Stützung durch das Dentin und brechen schließlich bei Kaubelastung zusammen.

2. Approximalkaries: Sie entwickeln sich an oder um die interdentalen Kontaktstellen erst flächenförmig, dann bei Erreichen des Dentins unterminierend. Gefährlich ist dieser Kariestyp, da er klinisch sehr oft übersehen wird. Erst durch Störung der interdentalen Kontaktbeziehung (eingetriebene faserige Speisereste) und beginnende Schmerzen wird die Karies häufig zu spät entdeckt.

3. Glattflächenkaries: Die freien Kronenflächen der Zähne zählen nicht zu den Prädilektionsstellen der Karies. Erkrankungen an diesen Stellen haben immer Ursachen besonderer Art. Zu den bekanntesten gehören die zirkuläre Karies im Milchgebiß infolge regelmäßiger Gabe von Zuckertee oder als Ausdruck einer Mineralisationsstörung, die „Bäckerkaries" als Folge besonderer beruflicher Exposition der Zähne bei mangelnder Zahnpflege und die Schäden der Säurearbeiter (Akkumulatorenfabriken, Glasoder Metallätzereien). Auch Allgemeinerkrankungen (z. B. Xerostomie) führen zur floriden Glattflächenkaries.

Nach dem **zeitlichen Verlauf** unterscheidet man:

1. Floride Karies: Ein foudroyant verlaufender, meist flächenförmiger kariöser Zerstörungsprozeß wie der der „Bäckerkaries" oder der zirkulären Karies im Milchgebiß zeichnet sich durch kreidige Verfärbungen des Schmelzes und honiggelbe Farbe des erweichten Dentins aus.

2. Akute Karies: Sie ist eine schnelle Verlaufsform der kariösen Zerstörung unter

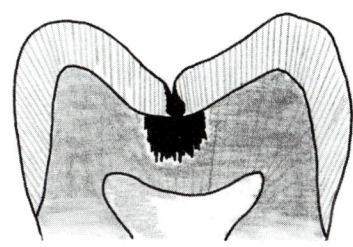

Abb. 41 Fissurenkaries.

Zurücklassung von stark erweichtem Dentin. Die akute Karies führt immer zu Schmerzen.

3. Chronische Karies: Der an sich schon chronisch ablaufende Prozeß schreitet auffallend langsam fort, wenn durch Säuberung die angreifenden Bakterienplaques regelmäßig beseitigt werden und das erweichte Dentin durch Mineraleinlagerung aus dem Speichel hart und trocken wird. So kommt es zur Ausbildung flacher, muldenförmiger Kavitäten. Es fehlt die bei der akuten Karies stets vorhandene Erweichungszone. Die chronische Karies bleibt symptomlos.

5.4 Kariesfolgen

Die Pulpitis wird durch Mikroorganismen, ebenso auch durch mechanische, thermische und biochemische Reaktionen, im überwiegenden Maße aber als Folge einer fortgeschrittenen Karies, ausgelöst. Die Pulpa reagiert auf die zentripetal vordringenden Mikroorganismen, ihre Stoffwechselprodukte (Peptide, Chemotoxine, Endotoxine, organische Säuren) sowie auf die Zersetzungsprodukte des sich auflösenden Dentins mit einer chronischen oder akuten Entzündung, die sich im Pulpenkavum als eiternde Exsudation oder als Abszeß mit Granulationsgewebsbildung manifestiert.

Weitere Folgen sind Übergang zu einer infizierten Pulpennekrose (sog. Pulpengangrän), sowie Penetration über das Foramen apicale mit Ausbildung einer chronischen Parodontitis apicalis, einer radikulären Zyste, weiterer eitrigen Knochenprozesse bis hin zu Logenabszessen und Osteomyelitis.

5.5 Therapie des kariösen Defektes

Die häufigste Therapie der konservierenden Zahnheilkunde ist die **Füllungstherapie**. Sie hat die Aufgabe, den Substanzverlust der Zahnkrone mit einem geeigneten Material zu ersetzen und damit die Kaufunktion des Zahnes wiederherzustellen. Ein möglichst dauerhafter wie auch ästhetisch befriedigender Ausgleich des Defektes wird angestrebt. Bei einer klinisch gesunden Pulpa (keine

Schmerzen, vitale Pulpa, keine Klopfempfindlichkeit des Zahnes und geschlossene Dentinschicht über der Pulpa) sieht die Behandlung folgendermaßen aus: Der kariöse Herd wird mit Bohrern in seiner gesamten Ausdehnung freigelegt. Dann sind die kariösen Hartsubstanzen vollständig bis ins harte gesunde Dentin zu entfernen. Dabei entsteht eine Dentinwunde, weil Dentinkanälchen eröffnet und Odontoblastenfortsätze verletzt werden. So wird eine Verbindung zur Pulpa hergestellt; eine direkte Schädigung der Pulpa durch thermische, chemische und bakterielle Reize ist in diesem Zustand möglich. Verschiedene **Füllungsmaterialien** müssen ihrer Indikation entsprechend sinnvoll angewendet werden, da einige von ihnen eine pulpentoxische Wirkung besitzen.

1. Zemente: Zinkoxyphosphat-, Karboxylat- oder Zinkoxyd-Eugenol-Zemente zeichnen sich durch ihre gute Pulpenverträglichkeit aus. Ihre Aufgabe ist, die Dentinwunde zu versiegeln und als Unterfüllung vor chemischen Reizen (Toxizität von Kunststoff- und Silikatfüllungen), thermischen Reizen (Isolierung gegen Metallfüllungen) und bakteriellen Reizen (Sekundärkaries) zu schützen. Durch starke Überdosierung der flüssigen Zementanteile (Phosphorsäure, Eugenol) wirken allerdings auch die Zemente während der Abbindephase toxisch auf die Pulpa.

2. Kunststoffe: Kunststoff- und Silikatfüllungen haben trotz der besseren kosmetischen Wirkung nur im Frontzahnbereich ihre Berechtigung. Die Kunststoffe sind wegen ihres toxischen Monomeranteils (Methakrylsäure-Methylester) und die Silikate wegen der 50%igen Orthophosphorsäure nur nach vorheriger Applikation einer Unterfüllung zur Isolierung der Pulpa zu verwenden. Im Hinblick auf den Gesamtorganismus üben diese Stoffe außer sehr selten vorkommenden Allergien keine weiteren schädlichen Einflüsse aus.

Zu einer neuen Generation von Kunststoffen zählen die Glasionomerzemente und die sogenannten lichthärtenden Composites. In diesem neuartigen Kunststoff, einem Reaktionsprodukt zwischen einem Epoxidharz und einem Methakrylat, sind 60–80% anorganische Füllkörper enthalten wie Phosphate, Silikate, Quarz und verschiedene Glas- und Keramikverbindungen in Kristall-, Splitter- oder Kugelform. Das Material ist widerstandsfähiger gegen mechanische und chemische Einflüsse, es ist pulpenfreundlicher und hat ungefähr den thermischen Ausdehnungskoeffizienten der Zahnhartsubstanzen. Eine Unterfüllung ist auch hier notwendig.

Die Verarbeitung in der sog. **Säure-Ätz-Technik** ist ein weiterer Vorteil; das Prinzip dieser Technik besteht in einer Oberflächenvergrößerung eines Schmelzbezirkes durch Aufrauhung, indem der Schmelz mit schwacher Phosphorsäure angeätzt wird. Diese Vorbehandlung des Schmelzes ermöglicht die Bindekraft zwischen Zahnschmelz und Composite-Material zu verstärken. So wird es möglich, ausgedehnte Defekte an den Flächen zu füllen und verlorengegangene Ecken der Zahnhartsubstanzen wiederherzustellen.

3. Amalgam: Amalgame entstehen durch Vermischen etwa gleicher Gewichtsanteile Legierungspulver und Quecksilber zu einer plastischen Masse, die nach kurzer Zeit erhärtet.

Das Legierungspulver der heutigen sog. gamma-2-freien Amalgame enthält mindestens 40% Silber, maximal 32% Zinn, maximal 30% Kupfer, maximal 3% Quecksilber und maximal 2% Zink.

Mit Zunahme der Kristallinität während der Erhärtungsphase des Amalgams verringert sich der Anteil des freien Quecksilbers in dem Gemisch, d. h. es kommt zu einer Legierungsbildung zwischen Quecksilber und Pulver, wobei das Quecksilber fest eingebunden ist. Der Verbrauch des freien Quecksilbers und das gleichzeitige Entstehen kristalliner Metallphasen bedingen die Erhärtung der Masse.

Die enormen Vorteile der Amalgame gegenüber Composite-Füllungen sind Verschleißfestigkeit, sehr gute Randständigkeit und die hohe Kantenfestigkeit, die mit Ausnahme von Gold bisher von keinem anderen Füllungsmaterial erreicht wird. Weiter ist das Amalgam schnell und einfach zu verarbeiten und es ist kostengünstig.

Eindeutige Nachteile der Amalgame sind die mangelnde Ästhetik, da sie nicht zahnfarben sind, und die toxische Eigenschaft des Quecksilbers. Hierbei muß unterschieden werden zwischen elementarem Quecksilber und organisch bzw. anorganisch gebundenem Quecksilber. Organisch gebundes Quecksilber (z. B. Methylquecksilber) wird hauptsächlich durch die Nahrung (Fischkonsum) aufgenommen. Je nach Fischverzehr wird etwa 8−22 Mikrogramm Methylquecksilber pro Tag aufgenommen. Die Toxizität von Methylquecksilber ist weitaus größer als die der anorganischen Quecksilberverbindungen.

Bei der Wertung der Toxizität von Amalgamfüllungen ist ausschließlich das elementare 2-wertige anorganische Quecksilber von Bedeutung. Infolge seiner hohen Fettlöslichkeit wird das elementare Quecksilber als Dampf über die Atemorgane oder im Speichel gelöst über den Magen-Darm-Trakt resorbiert. Die Resorptionsquote beim Einatmen liegt bei 80%, beim Verschlucken von elementarem Quecksilber bei 1%. Über das Blut gelangt das Quecksilber hauptsächlich in die Nieren und in das Gehirn, ausgeschieden wird es im Kot, Urin, Speichel, Schweiß und Ausatemluft. Für metallisches Quecksilber liegt die mittlere Halbwertszeit beim Menschen bei 60 Tagen. Das im Gehirn angereicherte Quecksilber hat eine bedeutend längere Halbwertszeit zwischen 1 und 18 Jahren. Für das aus den Amalgamfüllungen stammende 2-wertige Quecksilber beträgt die mittlere Halbwertszeit 40 Tage. Nach vorsichtigen Schätzungen der Weltgesundheitsorganisation (WHO 1991) werden täglich 3,8−21 Mikrogramm Quecksilber aus Amalgamfüllungen aufgenommen. Auch hat sich gezeigt, daß z. B. Zähneputzen, heiße Getränke, Kaugummikauen sowie Zähneknirschen die Quecksilberabgabe aus Amalgamfüllungen erhöhen.

Die durchschnittliche Konzentration von Quecksilber im Blut und Urin der Normalbevölkerung liegt in den alten Bundesländern bei 1 Mikrogramm/Liter ohne Berücksichtigung, ob Amalgamfüllungen vorhanden sind oder nicht. Dagegen liegen die Werte in Ländern mit hohem Fischkonsum wie Schweden, Japan und Korea bei 3–4 Mikrogramm/Liter.

Personen mit Amalgamfüllungen weisen eine höhere Quecksilberausscheidungsrate im Urin auf als Personen ohne Amalgamfüllungen. Zur Quantifizierung der Quecksilberbelastung wird der sog. Mobilisationstest mit 2,3-Dimercaptopropan-1-sulfonsäure (DMPS) nach intravenöser Gabe durchgeführt. Diese Methode wird allerdings in der wissenschaftlichen Literatur angezweifelt, da die Meßergebnisse unsicher und die Methode nicht standardisiert ist.

In den letzten Jahren werden klinische Symptome wie Kopfschmerzen, Nervosität, Konzentrationsschwäche oder Erkrankungen wie Krebs, Rheuma und Multiple Sklerose in ursächlichen Zusammenhang mit Amalgamfüllungen gebracht. Zahlreiche Fallberichte wurden hierüber veröffentlicht, die allerdings – auch nach Ansicht der WHO – keinen Rückschluß auf Amalgamfüllungen als Ursache erlauben. Dies bestätigen auch neuere epidemiologische Studien an 1024 Frauen aus Göteborg/Schweden, die keine Korrelation zwischen Anzahl der mit Amalgam gefüllten Zahnflächen und den von diesen Frauen geschilderten Krankheitssymptomen zeigen. Wissenschaftliche und erfaßbare Fakten über gesundheitliche Risiken durch Quecksilber aus Amalgamfüllungen zeigen, daß in seltenen Fällen allergische Reaktionen bei hochgradig auf Quecksilber sensibilisierten Personen auftreten. Die typischen Symptome sind:

- entzündlich gerötete Haut- und Schleimhautreaktionen,
- Geschmacksveränderungen,
- gehäuftes Auftreten eines Lichen planus der Mundschleimhaut.

Nach neuen Mitteilungen des Bundesgesundheitsamtes werden folgende Vorsichtsmaßnahmen empfohlen:

- Bei Patienten mit eingeschränkter Nierenfunktion sollten keine alten Amalgamfüllungen entfernt oder neue gelegt werden.
- Aufgrund erhöhter Empfindlichkeit gegen Quecksilber bei Kleinkindern (bis zum 6. Lebensjahr), besonders aber in den ersten drei Lebensjahren, sollte auf Amalgam verzichtet werden.
- Obgleich keine fruchtschädigenden Risiken durch das Vorhandensein, Legen oder Entfernen von Amalgamfüllungen bekannt sind, sollte eine zusätzliche Belastung mit Quecksilber zur bereits durch Umwelteinflüsse und Nahrungsaufnahme bestehenden in der Schwangerschaft vermieden werden.

4. Gold: Die Anwendung von Goldfüllungen ist auf jeden Fall angezeigt, wenn bei ausgedehntem Verlust von Zahnsubstanz die Wiederherstellung der ursprünglichen Form des Zahnes mit einer anderen Füllung für viele Jahre nicht erreicht werden kann.

Goldfüllungen weisen eine hohe mechanische und chemische Widerstandsfähigkeit auf. Bei präzis gearbeiteten Füllungen kommt es selten zur sekundären Randkaries. Gold ist nicht pulpentoxisch und gegenüber dem Gesamtorganismus äußerst gewebefreundlich. Wegen der hohen thermischen Leitfähigkeit des Goldes ist für den Pulpenschutz eine Unterfüllung angebracht.

6 Erkrankungen der Pulpa

Die Pulpa erkrankt vorwiegend infektiös durch penetrierende Karies, aber auch toxisch-chemisch durch Füllungswerkstoffe (Kunststoff), thermisch durch Überhitzung beim Beschleifen von Zähnen sowie durch Okklusionstraumen (überhöhte Füllungen, Kronen und Brücken). Die Infektion kann auch bei sehr tiefer parodontitischer Zahnfleischtasche retrograd über die Wurzelspitze erfolgen. Die akut oder chronisch erkrankte Pulpa geht früher oder später zugrunde; sie wird nekrotisch und zerfällt gangränös. Diese Entwicklung kann sich sehr schnell vollziehen (akute Pulpitis) oder längere Zeit in Anspruch nehmen (chronische Pulpitis).

6.1 Akute Pulpitis

Kennzeichnend sind allgemein anfallsweise, besonders nachts (Bettwärme) auftretende, ziehende, reißende oder pulsierende **Schmerzanfälle,** die Minuten bis Stunden andauern, spontan auftreten oder durch äußere Reize ausgelöst werden.

Die Schmerzsymptomatik durchläuft mehrere Phasen, je nach dem Entzündungsgrad der Pulpa (hyperämisch, serös, purulent). Anfänglich entstehen beim hyperämischen Reizzustand der Pulpa ziehende Sofortschmerzen (Minutendauer), die nur durch äußere Reize (süß, sauer, kalt, warm) auszulösen sind. Sie klingen sofort ab, wenn die Reize nicht mehr einwirken. Geht der hyperämische Reizzustand schließlich in eine partielle Pulpitis über, so entstehen intermittierende ziehende Spontanschmerzen, die Minuten bis Stunden andauern können. Die Schmerzen werden besonders durch Kälte, weniger durch Wärme verstärkt. Der Patient kann den Zahn noch sicher lokalisieren. Hat die Infektion die gesamte Pulpa erreicht, so spricht man von einer **totalen serösen Pulpitis** mit der klinischen **Symptomentrias:**

1. Dauerschmerz unterschiedlicher Stärke, Tag und Nacht anhaltend.
2. Spontanschmerz auf geringste Reize, ausstrahlend auf die betroffene Kopfseite:
Oberkieferzähne: Auge, Schläfen, Hinterhaupt.
Unterkieferzähne: Ohr.
Der Patient kann jetzt den schuldigen Zahn nicht mehr lokalisieren.
3. Starke Klopfempfindlichkeit bei der Perkussion mit dem Sondengriff in axialer Richtung. Die totale seröse Pulpitis hat bereits auf die Wurzelhaut (Desmodont) im Apexbereich übergegriffen (akute apikale Parodontitis).

Die seröse Pulpitis geht schließlich in eine **purulente** über, die besonders durch dumpf pulsierende, quälende Nachtschmerzen (Bettwärme) und starke Berührungsempfindlichkeit des Zahnes charakterisiert ist. Die Diagnose ist gesichert, wenn Kälte die Schmerzen deutlich lindert und die Trepanation des Zahnes Erleichterung schafft.

Als Folge einer totalen Pulpitis entsteht eine von der Wurzelspitze ausgehende Zahnbetterkrankung (apikale Parodontitis). Bei pulpatoten Zähnen schreitet die Infektion des Wurzelkanals über die Wurzelkanalöffnung hinaus und führt meist zu einer chronisch-granulierenden Entzündung des periapikalen Gewebes (s. S. 38).

6.2 Chronische Pulpitis

Das Bild der chronischen Pulpitis wird wesentlich davon beeinflußt, ob sich der Prozeß bei geschlossener oder offener Pulpahöhle abspielt. Typisch für die chronische Pulpitis ist, daß der Verlauf sehr **symptomarm** und der klinische Befund nicht eindeutig ist. Häufig fehlen Beschwerden ganz, oder es treten leicht ziehende Schmerzen auf. In den meisten Fällen reagiert der devitale Zahn nicht auf Kälte (CO_2-Schnee) oder faradischen Strom. Eine nekrotische Pulpa kann jahrelang reaktionslos bestehen bleiben, wenn das Pulpakavum durch die profunde Karies nicht eröffnet wurde. Meistens jedoch, bei kariöser Infektion fast immer, kommt es zu einer Infektion des nekrotischen Gewebes durch Fäulniserreger und damit zur Pulpagangrän.

Bei **freiliegender Pulpa** unterliegt das Pulpagewebe einer ständigen Alteration, die zu einer oberflächlichen Ulzeration des Gewebes führt. Der nekrotische Defekt wird zunehmend von Granulationsgewebe demarkiert. Die Granulationsgewebsbildung kann bei der offenen Pulpitis ganz im Vordergrund stehen, wobei besonders im jugendlichen Alter ein Pulpapolyp (Pulpitis chronica granulomatosa) pilzartig aus der kariösen Höhle hervorquillt und bei Berührung leicht blutet.

6.3 Differentialdiagnose zu nicht dentogenen Schmerzen

Viele Krankheiten im Mund-, Kiefer- und Gesichtsbereich verursachen Schmerzen im Gesicht, die besonders vom Praktiker erkannt und der entsprechenden fachärztlichen Behandlung zugeführt werden müssen. Wichtig zu wissen ist auch, daß Zahnschmerzen auf typische Areale der Gesichtshaut projiziert werden und hier eine Neuralgie vortäuschen können.

1. Sinusitis maxillaris: Die akute Sinusitis maxillaris (dentogen oder rhinogen bedingt) ist oft von pulpitischen Zahnschmerzen begleitet, die vom Patienten im Molaren- und Prämolarenbereich des Oberkiefers lokalisiert werden. Der Nervaustrittspunkt am Foramen infraorbitale kann zusätzlich druckempfindlich sein und gibt Aufschluß über eine neuritische Begleitreaktion des N. infraorbitalis.

2. Trigeminusneuralgie: Auch dieses Krankheitsbild ist im wesentlichen durch anfallsweise auftretende Schmerzen charakterisiert. Bei der Pulpitis sind sie jedoch an-

haltend, dauern oft Stunden und länger. Der neuralgische Anfall ist hingegen meistens nur kurz, von Sekunden- bis höchstens Minutendauer. Bei der Pulpitis steigt der Schmerz erst langsam an, um später auch wieder allmählich abzuklingen; bei der Trigeminusneuralgie setzt der Schmerz jedoch blitzartig in voller Intensität ein und hört ebenso plötzlich wieder auf. Auch läßt sich bei der Trigeminusneuralgie durch bestimmte Triggerpunkte eine Schmerzattacke auslösen. Die Schmerzen bei der Pulpitis strahlen immer nur in einen Teil des N. mandibularis bzw. maxillaris aus (z. B. bei der Pulpitis unterer Molaren Schmerzprojektion in das Ohr). Bei der Trigeminusneuralgie ist jedoch das Ausbreitungsgebiet eines ganzen Astes betroffen (z. B. beim N. mandibularis: Ohr, Unterkiefer, Lippe, Zunge und Wange gleichzeitig).

3. Myoarthropathie: Dieses Krankheitsbild beruht auf Fehlfunktionen und muskulären Inkoordinationen im Kausystem, welches zum chronischen Kopfschmerz und zu typischen projizierten Gesichtsschmerzen führt. Diese Erkrankung, früher als Costensyndrom bezeichnet, wird heute dem sog. orofazialen Schmerz-Dysfunktions-Syndrom zugeordnet. Die Schmerzsymptomatik ist sehr vielfältig und projiziert sich im Kopf- und Gesichtsbereich mit bevorzugter Lokalisation im Kiefergelenk-, Schläfen- und Nackenbereich. Aber auch Schmerzen im Bereich der Ohren, der Zähne und der Kaumuskulatur werden häufig angegeben.

4. Atypische Gesichtsschmerzen: Hierzu werden alle Gesichtsneuralgien zusammengefaßt, die sich in Lokalisation und Verlauf von der Trigeminusneuralgie unterscheiden (s. S. 83). Heftige Schmerzen im Mittelgesicht, ausstrahlend in den Oberkiefer, verursachen insbesondere die Charlin- und die Sluder-Neuralgie. Von besonderer differentialdiagnostischer Bedeutung ist die Migräne (vasomotorischer Kopfschmerz). Sie ist durch Anfälle eines halbseitigen, oft pulsierenden Schmerzes mit entsprechenden Begleiterscheinungen (Blässe, Augentränen, Übelkeit und Flimmerskotom) gekennzeichnet. Promptes Ansprechen der Schmerzsymptomatik auf Dihydroergotamin sichert die Diagnose.

6.4 Grundzüge der Pulpitistherapie

Die Behandlungsprinzipien haben in erster Linie die Vitalerhaltung des Zahnes zum Ziel. Ist dies nicht möglich, muß der Zahn durch eine weitere Aufbereitung und Versiegelung der Wurzelkanäle so versorgt werden, daß er funktionsfähig im Kiefer verbleiben kann, ohne selbst pathologische Veränderungen im Kiefer zu verursachen. Folgende Methoden finden Anwendung:

1. Vitalbehandlung. Die Vitalbehandlung (direkte und indirekte Überkappung sowie Vitalamputation der Pulpa, sog. Pulpotomie) soll die Vitalität der Pulpa erhalten und vor weitere Infektion schützen. Diese ist häufig nur im hyperämischen Stadium der akuten Pulpitis erfolgversprechend.

a) **Direkte Überkappung der Pulpa:** Bei traumatischer oder artefizieller Eröffnung des Pulpenkavums wird der Defekt durch direkte Applikation einer kalziumhydroxydhaltigen Paste abgedeckt. Mit einem pH-Wert um 12 erzeugt dieses Mittel eine oberflächliche Koagulationsnekrose, die als Mineralisationsreiz zur Bildung von Hartgewebe führt. Unter Bildung einer neuen Odontoblastenreihe entsteht eine neue Dentinschicht, die so das Pulpenkavum endgültig sicher verschließt.

b) **Indirekte Überkappung der Pulpa:** Das in unmittelbarer Nähe der Pulpa befindliche, kariös veränderte Dentin wird zur Vermeidung einer artefiziellen Eröffnung des Pulpenkavums zurückgelassen, um die Pulpa nicht unnötig zu verletzen und durch die unmittelbaren Keime zu infizieren. Man spricht von indirekter Überkappung, weil die Applikation des kalziumhydroxydhaltigen Wundverbandes nicht direkt auf das Pulpagewebe, sondern auf die belassene dünne Dentinschicht erfolgt und diese durch

das stark alkalische Milieu konserviert. Hat sich nach ca. 1 Jahr genügend Reparationsdentin gebildet und ist der betroffene Zahn nach positiver Sensibilitätsprüfung und Röntgenkontrolle beschwerdefrei, kann dieser je nach Defektgröße mit einer definitiven Deckfüllung oder Krone versorgt werden.

c) **Vitalamputation (Pulpotomie):** Entfernt wird nach Lokalanästhesie das noch vitale, aber entzündlich veränderte koronale Pulpengewebe. Das verbliebene vitale Gewebe wird nach dem Prinzip der direkten Überkappung mit Kalziumhydroxyd abgedeckt, das an der Amputationsstelle eine Dentinbarriere bildet oder das darunterliegende Gewebe fixiert. Dies ist nur bei jugendlichen Zähnen erfolgversprechend, da durch das noch weit offene und dadurch zirkulatorisch gut versorgte Foramen apicale eine entsprechende Regeneration des erkrankten Pulpengewebes möglich ist, und es sogar zur Weiterentwicklung der Wurzel und zur normalen Ausbildung der apikalen Region führen kann. Demnach ist die Pulpotomie generell bei abgeschlossenem Wurzelwachstum nicht zu empfehlen.

Die Vitalamputation oder auch Pulpotomie an Milchzähnen stellt eine Besonderheit dar. Da das Kalziumhydroxyd als Amputationsmittel nur bei entzündungsfreier Pulpa geeignet ist, wird zur oberflächlichen Fixierung des erkrankten Pulpengewebes Formokresol (Trikresolformalin) verwendet. Hierbei tritt der gewünschte Effekt bereits nach 5 Minuten Liegedauer ein. Ein längerer Kontakt des Mittels mit der Pulpa führt zur kalkigen Degeneration bis hin zur Fibrose des gesamten Pulpengewebes. Hier wird also zur Erhaltung des Milchzahnes mit Formokresol entweder die Vitalität der Pulpa (kurze Liegedauer) oder die Fixierung/Fibrosierung der Pulpa (lange Liegedauer) erreicht. Kontraindiziert ist die Formokresolbehandlung bei:

– bevorstehender Exfoliation des Milchzahnes,
– radiologisch sichtbaren Osteolysen im apikalen Bereich,
– Wurzelresorption des Milchzahnes bereits zur Hälfte fortgeschritten,
– Pulpaeröffnung mit seröser/purulenter Exsudation,
– Fistelbildung,
– nicht blutender (gangränöse) Pulpa.

2. Mortalbehandlung (Amputation, Exstirpation). Das Prinzip dieser Methode beruht auf der Entfernung der Kronen- und/oder Wurzelpulpa nach vorangehender Devitalisierung mit paraformaldehydhaltigen Pasten. Anschließend wird der verbleibende Pulpenhohlraum mit einem pastösen Dauerdesifizienz „mumifiziert" bzw. konserviert. Diese Methode sollte allerdings nur als Notlösung für eine begrenzte Dauer der Zahnerhaltung dienen (Milchzahn), wenn infolge „Anästhesieversager" oder bei Patienten mit übersteigerter Angst, bei Risiko- oder bettlägerigen Patienten, eine Pulpotomie technisch nicht möglich ist.

3. Vitalexstirpation (Pulpektomie). Diese stellt eine vollständige Entfernung einer vitalen oder entzündlichen Kronen- und Wurzelkanalpulpa dar bei Zähnen mit abgeschlossenem Wurzelwachstum. Indiziert ist diese Methode bei allen irreversiblen Pulpitiden und bei freigelegten oder freiliegenden Pulpen, wo eine direkte Überkappung oder Pulpotomie nicht mehr indiziert ist. Dies gilt auch für den Milchzahn.

Nach erfolgter mechanischer Aufbereitung und Desinfektion der Wurzelkanäle werden diese mit sterilen selbsthärtenden Füllpasten „versiegelt". Falls im Bereich der Wurzelspitze die feinsten Wurzelkanalabzweigungen (sog. Ramifikationen) von der Füllpaste nicht ganz verschlossen werden, und sich daraus eine akute und/oder chronische apikale Parodontitis (apikales Granulom) entwickelt, wird als ultima ratio eine Wurzelspitzenresektion (Apektomie) durchgeführt.

4. Apexifikation (Apexverschlußstimulation). Dies ist eine Methode zur Erhaltung eines jugendlichen Zahnes, der sich noch im Wurzelwachstum befindet und ein weites offenes Foramen apicale aufweist. Sollten also indirekte und direkte Pulpaüberkappung sowie eine Pulpotomie nicht zum Erfolg führen, wird nach Entfernung der nekrotischen Pulpa der Wurzelkanal gereinigt und mit Kalziumhydroxyd provisorisch abgefüllt. Dadurch wird ein Verschluß des offenen Apex mit kalzifiziertem Gewebe angeregt. Ist die apikale Dentinbildung abgeschlossen und damit eine Verengung oder gar Obliteration des Foramen apicale eingetreten, läßt sich nachfolgend der Wurzelkanal definitiv mit einer selbsthärtenden Wurzelfüllpaste abdichten.

7 Apikale Parodontopathien

Voraussetzung für eine apikale Parodontitis ist die vorangegangene Pulpanekrose. Hierbei schreitet die Infektion über die Wurzelkanalöffnung hinaus und führt zur akuten oder meist umschriebenen chronisch granulierenden Entzündung des periapikalen Gewebes.

7.1 Akute apikale Parodontitis

Die primär akute Parodontitis apicalis ist äußerst selten. Hierzu ist ein massives Eindringen hochvirulenter Keime über eine akute eitrige Pulpitis in das Desmodont bei verminderter Resistenz des Organismus nötig. Zu den anfangs noch erträglichen Schmerzen der Pulpitis kommt ein plötzlich zunehmender, heftiger, oft klopfender Dauerschmerz hinzu. Der Zahn ist stark berührungs- und klopfempfindlich. In der Phase der primär akuten Parodontitis ist der Röntgenbefund zunächst negativ. Erst nach ca. zwei Wochen, wenn durch den periapikalen Prozeß ca. 40% des periapikalen Knochens demineralisiert worden sind, ist die sog. periapikale Aufhellung (oft auch als Wurzelgranulom bezeichnet) erkennbar. Sehr selten kann bei äußerst ungünstigem Verhältnis von Erregervirulenz und Abwehrlage eine akute Kieferosteomyelitis entstehen.

Weit häufiger ist aber die sekundär akute Parodontitis apicalis, die aus einer bestehenden chronischen apikalen Parodontitis akut exazerbiert.

Die akute apikale Parodontitis (primär oder sekundär) verläuft in **vier Phasen**, wobei jede Phase wieder in ein stummes chronisches Entzündungsstadium übergehen kann.

1. Desmodontale Phase: Plötzlich heftig auftretende Schmerzen mit maximaler Steigerung innerhalb von ein bis zwei Stunden. Die Schmerzen sind zunächst nicht lokalisierbar, dann jedoch ausstrahlend. Durch das entzündliche Exsudat im Parodontalspalt erscheint dem Patienten der Zahn verlängert. Der Zahn ist äußerst berührungs- und klopfempfindlich, Wärme steigert, Kälte lindert den Schmerz.

Die regionären Lymphknoten können druckschmerzhaft vergrößert sein. Als Erstmaßnahme zur Schmerzbeseitigung ist die Trepanation des Zahnes notwendig. Kann der Zahn aufgrund eines im Wurzelkanal befindlichen Metallstiftes (Stiftzahn) nicht trepaniert werden, so muß der Knochen von vestibulär nach Schleimhaut-Periostinzision in Höhe der Wurzelspitze trepaniert werden (sog. Schrödersche Lüftung).

2. Enossale Phase: Die Infektion breitet sich in das Knochenmark aus. Dumpfe, meist pochende bis klopfende Schmerzen mit Ausstrahlung im betroffenen Oberkiefer zur Schläfe oder im betroffenen Unterkiefer zum Ohr. Auch in dieser Phase ist therapeutisch die Trepanation des Zahnes oder die sog. Schrödersche Lüftung durchzuführen.

3. Periostale Phase: Hat die Eiterung die Knochenoberfläche erreicht, kommt es zum subperiostalen Infiltrat mit nachfolgender Einschmelzung. Hier ist das Vestibulum bereits stark druckschmerzhaft angeschwollen. Gleichzeitig entstehen kollaterale Ödeme im benachbarten Gewebe:
Im Oberkiefer: Oberlid, Unterlid und Oberlippe.
Im Unterkiefer: Unterlid, Oberlippe und Unterlippe.

Je nach Entzündungsgrad und individueller Disposition imponiert ein völlig zugeschwollenes Auge oder eine aufgedunsene Lippe (sog. Rüssellippe). Die Therapie besteht in der Zahntrepanation und Abszeßeröffnung, bei der die Inzisionswunde über eine Lasche zur Sicherung des Sekretabflusses offengehalten wird.

4. (Submuköse) Weichteilphase: Bei Fortschreiten der Eiterung in die umgebenden Weichteile des Gesichtes entstehen je nach

Lokalisation intraorale submuköse, palatinale, sublinguale Abszesse mit möglicher Ausbreitung in den Logen und Spalträumen des Gesichtes und Halses. Auch hier gilt in erster Linie die Eröffnung und Drainage der Abszesse.

7.2 Chronische (granulierende) apikale Parodontitis

Sie ist eine umschriebene proliferierende, granulierende und rarefizierende Ostitis. Um die Wurzelspitze herum befindet sich ein Granulationsgewebe mit zirkumskripter Knocheneinschmelzung. Eine von dort ausgehende Fistel tritt am häufigsten im Bereich des Mundvorhofes oder selten extraoral als Wangen- oder Kinnfistel in Erscheinung. Subjektiv bestehen meist keine Beschwerden. Im Röntgenbild (Abb. 42) sind periapikale, scharf begrenzte oder diffuse Aufhellungen infolge der apikalen Knochenresorption durch das Granulationsgewebe gut erkennbar.

Klinisch kann der Fistelgang evtl. bis zum Knochen oder bis zur Wurzelspitze sondiert werden. Bei Fisteln, die länger als zwei bis drei Wochen bestehen, muß der epithelisierte Fistelgang exzidiert werden. Ferner erfolgt die Extraktion oder eine Wurzelspitzenresektion des devitalen Zahnes.

7.3 Folgen und Komplikationen

7.3.1 Abszeß

Breitet sich der purulente periapikale Markabszeß weiter aus, so kommt es zum **subperiostalen Abszeß** (brettharte Schwellung) mit heftiger Schmerzsteigerung und kollateralem Ödem der bedeckenden Weichteile. Nach Durchbruch der Periostdecke und Ausbreitung ins Weichgewebe lassen die Schmerzen plötzlich nach. Im weiteren Verlauf, je nach Lage des ursächlichen Zahnes, kommt es zum submukösen oder subkutanen Abszeß mit Rötung, Schwellung und Fluktuation. Ein starkes Ödem entsteht, das je nach Lokalisation zu einer verstrichenen Nasolabialfalte, geschwollenen Augenlidern, einer Rüssellippe oder Schwellung der Wange führt. Die dramatisch wirkende sog. dicke Backe wird auch als Parulis bezeichnet. Zusätzlich treten Fieber und allgemeine Abgeschlagenheit auf. Spontaner Eiterdurchbruch durch die Schleimhaut oder Haut ist möglich (siehe pyogene Infektionen, S. 65).

7.3.2 Logen- und Nischeneiterungen

Liegt eine Abwehrschwäche und eine starke Virulenz der Erreger vor, kann es zu einer Ausbreitung des Abszesses in die Temporalloge, Flügelgaumengrube, in den Mundboden oder zervikal abwärts bis ins Mediastinum kommen. Bei Einbruch in die großen Venen werden Thrombophlebitiden, Sinusthrombosen, Meningitiden oder Sepsis ausgelöst. Phlegmonöse Verläufe sind heute sehr selten geworden. Sie stellen eine diffuse und schrankenlose Ausbreitung meist durch Streptokokken verursachter Eiterungen im Gewebe ohne Rücksicht auf anatomische Grenzen und ohne Tendenz zur Abkapselung dar. Phlegmonen im Gesichts- und Halsbereich sind akut lebensgefährlich

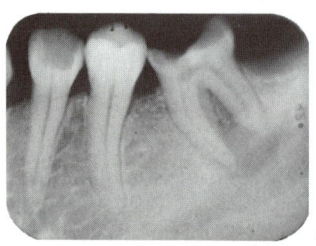
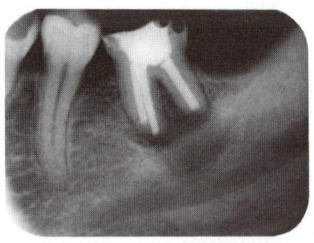

Abb. 42 a, b Periapikale Aufhellung (Osteolyse) an einem Unterkiefermolaren (a). Die Wurzelspitzen wurden reseziert und die Kanäle mit einem nicht resorbierbaren Füllungsmaterial abgedichtet (b). Erst danach kann die periapikale Osteolyse wieder knöchern durchbaut werden.

und bedürfen immer der Klinikeinweisung (pyogene Infektionen, s. S. 65).

7.3.3 Kieferhöhlenerkrankungen

30% aller Kieferhöhlenerkrankungen sind odontogenen Ursprungs. Ausgehend von einer chronisch apikalen Parodontitis oder einer in die Kieferhöhle sich ausdehnenden infizierten odontogenen Zyste kommt es häufig zu einer akut eitrigen Sinusitis maxillaris (Kieferhöhlenempyem). Auch eine nicht sofort versorgte Mund-Antrum-Verbindung (z. B. verursacht nach einer Zahnextraktion) hat eine akute Sinusitis maxillaris zur Folge. Klinisch stehen meist starke neuralgiforme dumpfe Schmerzen in der betroffenen Kieferhälfte, Schmerzverstärkung beim Bücken, einseitiger Schnupfen der betroffenen Nasenhälfte und eitriges Sekret im mittleren Nasengang im Vordergrund. Besonders beim Kieferhöhlenempyem sind die Seitenzähne aufgrund der retrograden Parodontitis sehr schmerzhaft. Das Röntgenbild zeigt in der Regel eine totale Verschattung (Abb. 44) oder eine typische Spiegelbildung der Kieferhöhle beim Vorhandensein eines Empyems.

Die **Therapie** hat einen sicheren Sekretabfluß aus der Kieferhöhle zum Ziel. Hat der Patient neben einem Kieferhöhlenempyem hohes Fieber, so ist die Kieferhöhle sofort von der Fossa canina oder vom unteren Nasengang aus zu trepanieren. Zudem ist

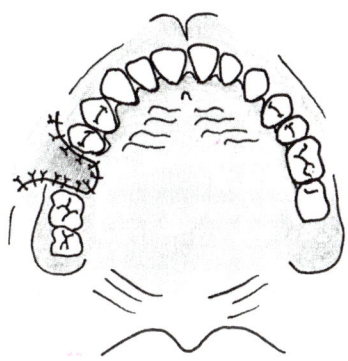

Abb. 43 Plastische Deckung einer Mund-Antrum-Verbindung mit einem Zahnfleisch-Wangen-Lappen.

die Verordnung von Breitbandantibiotika und abschwellenden Nasentropfen erforderlich. Bei einer Mund-Antrum-Verbindung kann die Spülung der Kieferhöhle auch durch die Alveole erfolgen. Erst nach Abklingen der akuten Entzündung wird die Mund-Antrum-Verbindung plastisch mit einem Zahnfleisch-Wangen-Lappen gedeckt (Abb. 43).

Bei apikaler Parodontitis wird der schuldige Zahn extrahiert oder durch eine Wurzelspitzenresektion und Wurzelfüllung saniert.

Die **chronische Sinusitis maxillaris** ist Folgezustand einer akuten Sinusitis maxillaris oder primär chronisch entstanden nach einer unbehandelten Mund-Antrum-Verbindung, einer apikalen Parodontitis oder nach

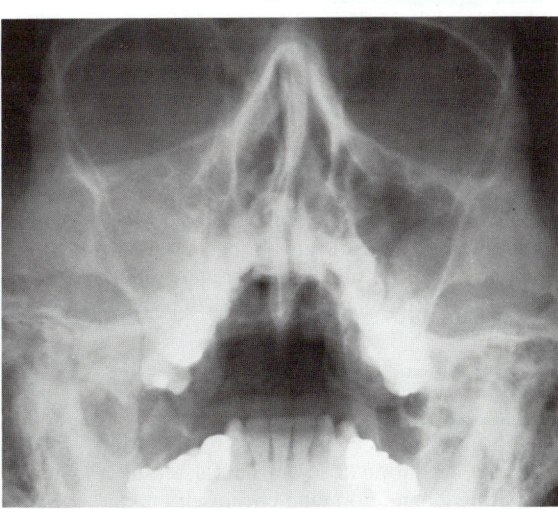

Abb. 44 Totale Verschattung der rechten bei latero-basaler Verschattung der linken Kieferhälfte unter dem klinischen Bild einer chronischen Sinusitis maxillaris.

einem Trauma. Klinisch liegen häufig eine chronische Rhinitis mit putrider Sekretion im mittleren Nasengang sowie neuralgiforme Schmerzen und häufig eine behinderte Nasenatmung im Vordergrund. Auf der NNH-Aufnahme ist die betreffende Kieferhöhle unterschiedlich randständig, basal, konzentrisch oder total verschattet.

Führt die konservative **Therapie** mit abschwellenden Nasentropfen und Dampfbädern nach vorheriger Ursachenbeseitigung nicht zum Ziel, so wird eine operative Kieferhöhlenrevision so wenig radikal wie nur möglich durchgeführt. Hierbei wird das faziale Fenster in der Fossa canina als Knochendeckel nach vorsichtiger Ausräumung nur der polypös veränderten Kieferhöhlenschleimhaut und nach Anlegen eines Nasenfensters zum unteren Nasengang sorgfältig replantiert. Die früher geübte Kieferhöhlenradikaloperation nach *Caldwell-Luc* mit kompletter Ausräumung der Schleimhaut ist heute wegen der Gefahr des sog. postoperativen Kieferhöhlensyndroms verlassen worden. Aufgrund reaktiver ausgedehnter Narbenbildungen in der Kieferhöhle und besonders im fazialen Kieferhöhlenfenster zur Fossa canina mit Ummauerung des N. infraorbitalis liegen diesem Syndrom Parästhesien oder Dysästhesien bis zu unerträglichen neuralgiformen Gesichtsschmerzen zugrunde.

7.3.4 Kieferosteomyelitis

Als eine weitere Komplikation der akuten apikalen Parodontitis ist in seltenen Fällen eine akute Kieferosteomyelitis möglich. Diese ist im Gegensatz zur Knochenmarkeiterung der Extremitäten fast stets eine fortgeleitete odontogene Infektion. Auch hier sind die Erreger vorwiegend hämolysierende Staphylo- und Streptokokken. Diese Komplikation scheint nur bei besonders ungünstigem Verhältnis von Erregervirulenz und Abwehrlage aufzutreten (dentogene Osteomyelitis, s. S. 72).

7.3.5 Aktinomykose

Als Sonderform der pyogenen Infektion wird die Aktinomykose am häufigsten über pulpatote Zähne und eine chronisch apikale Parodontitis durch den saprophytisch in der Mundhöhle lebenden *Actinomyces israeli* verursacht.

Dieser kann nur unter anaeroben Bedingungen pathogen werden und sein Vordringen ist von der Anwesenheit anderer, meist pyogener Erreger abhängig (Begleitflora). Zu den häufigsten Begleitkeimen zählen der *Staphylococcus aureus*, verschiedene Streptokokken, *Bacteroides melaninogenicus* und *Bacterium comitans*. Die im Gesichtsbereich als zervikofaziale Aktinomykose bezeichnete chronische Erkrankung tritt zunächst nach scheinbarer Ausheilung einer unspezifischen pyogenen Infektion dann als sog. unmotivierter Reabszeß auf. In anderen Fällen beginnt die Aktinomykose primär chronisch mit einer derben Weichteilinfiltration im Wangen- und Halsbereich. Die Haut ist blau-livide bis bräunlich und wenig schmerzhaft. Im späteren Stadium sind multiple subkutane Abszesse mit Fistelbildungen typisch. Dort ist der morphologische Nachweis von Drusen (strahlenartige Mycele) möglich. Der negative Befund schließt aber eine Aktinomykose nicht aus, daher ist der Nachweis durch anaerobes Kulturverfahren durchzuführen.

Therapie: Abszeßeröffnung, Unterbindung des Keimnachschubes durch Extraktion des schuldigen Zahnes und Chemotherapie mit einem Breitbandpenizillin. Unterstützende Maßnahmen erfolgen durch Jod-Jontophorese, UKW- oder Mikrowellenbestrahlung zur Hyperämisierung des erkrankten und schlecht durchbluteten Gewebes. Röntgenreizbestrahlung (5–8 Gray [Gy]) ist nur in therapieresistenten Fällen erlaubt. Ausheilung gelingt meist in 4–6 Wochen.

7.3.6 Fisteln

Die Fistel kann als günstiger Ausgang einer akuten apikalen Parodontitis betrachtet werden, da sie dem entstehenden Eiter ständig zum Abfluß verhilft. Sie entsteht, wenn Eiterungen spontan durchbrechen und chronisch werden. Dabei wuchert zunächst Granulationsgewebe nach Durchbruch des Abszesses in die entstandene Eiterstraße hinein. Bei längerem Bestehen kann von der Schleimhaut oder der äußeren Haut Epithel in den Gang vordringen und so einen epithelisierten Schlauch bilden. **Intraorale Fisteln** sind am häufigsten im Mundvorhof, extraorale Fisteln (seltener) im Kinn-, Wangen- und Perimandibularbereich anzutreffen. Extraorale Fisteln täuschen oft eine Follikulitis oder einen Furunkel vor.

Typischerweise entstehen **extraorale Fisteln** bei:
– einer zerviko-fazialen Aktinomykose
– einer Halslymphknotentuberkulose
– einer Unterkieferosteomyelitis
– einer chron. granulierenden Parodontitis.

7.3.7 Herderkrankungen (Fokalinfektion)

Darunter sind alle abwegigen lokalen Veränderungen im Organismus zu verstehen, die über ihre nächste Umgebung hinaus pathologische Fernwirkungen auszulösen vermögen.

Auf dem Gebiet der Zahn-Mund-Kieferheilkunde werden als potentielle Herde **alle devitalen Zähne** angesehen, die nicht durch eine lege artis durchgeführte Wurzelkanalbehandlung saniert worden sind. Im Sinne der Fokalinfektion zählen auch alle retinierten Weisheitszähne, Wurzelreste, Zysten, chronische Sinusitiden und marginale Parodontopathien dazu.

Die Theorien des möglichen Pathomechanismus einer Herderkrankung sind sehr uneinheitlich. Diskutiert wird über eine klinisch unterschwellige Sepsis mit Einschwemmen von Bakterien oder ihren Toxinen in den Gesamtkreislauf, Krankheitsauslösung oder Krankheitsunterhaltung durch vom Fokus ausgehende Antigenstimulation durch körperfremde, meist mikrobielle Proteine oder über allergisch-hyperergische Reaktionen auch durch körpereigene Proteinzerfallsprodukte des Fokus im Sinne einer Autoallergie oder Autoaggression. Die Schwierigkeit bei der Erklärung einer Fokalinfektion besteht darin, daß einerseits klinisch-empirisch (z. B. nach einer Fokalsanierung) dieser Pathomechanismus äußerst wahrscheinlich gemacht werden kann und daß man andererseits bis heute auf dem Gebiet der experimentellen Herdforschung kaum befriedigende Ergebnisse erzielt hat. Nach klinischer Erfahrung zählen zu den sehr **wahrscheinlichen fokusbedingten Krankheiten:**

– rheumatisches Fieber (akuter fieberhafter Gelenk- und Muskelrheumatismus)
– Glomerulonephritis
– Endo-, Myo-, Perikarditis
– Neuritis, Polyneuritis
– Iridozyklitis
– Chorioiditis
– noduläre Vaskulitis
– chronische Urtikaria
– eruptive Psoriasis beim Kind
– Pustulosis palmaris et plantaris und
– Irritationszustände des vegetativen Nervensystems.

Klinisch läßt sich eine Herdwirkung nur dann vermuten, wenn die Allgemeinerkrankung in ihrer Ätiologie nicht gesichert und zudem sich häufig therapierefraktär verhält.

Folgende Befunde machen zwar die Wahrscheinlichkeit des Vorliegens einer Herdinfektion größer, sind aber nicht beweisend:

– erhöhter AST (Antistreptolysintiter über 400),
– Linksverschiebung im Differentialblutbild,
– erhöhte BSG.

Die **Indikation zur Zahnextraktion** muß heute in Anbetracht der modernen Therapiemethoden der Zahnerhaltungskunde sehr kritisch gestellt werden. So sollte die früher geübte unheilvolle Reihenextraktion „verdächtiger" Zähne endgültig der Vergangenheit angehören.

Moderne endodontische Behandlungsmaßnahmen ermöglichen heute, beherdete Zähne erfolgreich bis zur Wurzelspitze aufzubereiten, dicht abzufüllen und damit den Herd auszuschalten. Nach einer lege artis durchgeführten Wurzelkanalbehandlung oder Wurzelspitzenresektion wird die definitive **Ausheilung des periapikalen Herdes** nach folgenden Kriterien beurteilt:

a) röntgenologisch:
  – knöchern verheilte periapikale Osteolyse
  – durchgehender „periapikaler Parodontalspalt"

b) klinisch:
  – Zahn nicht klopfempfindlich
  – Keine Entzündungszeichen am Parodont
  – Patient mindestens 1 Jahr beschwerdefrei.

So kann die absolute Indikation zur Zahnextraktion nur in solchen Zweifelsfällen erlaubt sein, wenn es eine unverhältnismäßig hohe Gefährdung für andere Organe abzuwenden gilt.

7.4 Odontogene Zysten

Die Zysten sind pathologische Gebilde mit drei wesentlichen gemeinsamen **Merkmalen**:

- die Hohlraumbildung,
- die Epithelauskleidung der Höhle und
- der spezifische, nur bei Zysten charakteristische Wachstumsmodus.

Sie wachsen langsam, expansiv und können Auftreibungen des Knochens und Schwellungen der Weichteile hervorrufen.

Zur **Entstehung** der Zysten müssen zwei Voraussetzungen gegeben sein:

- das Vorhandensein von Epithel in der Tiefe des Gewebes und
- einen Reiz, welcher das Epithel zur Proliferation veranlaßt.

Dies gilt für die radikulären und follikulären odontogenen Zysten, die dort entstehen, wo embryonale Epithelreste in der Tiefe des Gewebes verblieben sind.

7.4.1 Radikuläre Zyste

Etwa 30% aller apikalen Gewebsneubildungen (apikale Granulome) bei einer chronischen apikalen Parodontitis enthalten em-

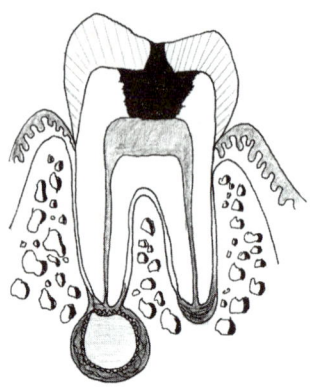

Abb. 45 Radikuläre Zyste.

bryonale **Malassez-Epithelreste** der Wurzelhaut. Diese Epithelreste proliferieren aufgrund des chronisch entzündlichen Reizes zu Strängen und Nestern. Differenziert das Epithel in Glockenform aus und wird das umwachsene Bindegewebe verflüssigt, so bläht sich durch Osmose die epitheliale Wandauskleidung ballonartig zu einer Zyste auf (Abb. 45).

Durch den Druck der Zyste wird in der Umgebung der Knochen abgebaut und im periostalen Bereich Knochen angebaut, wodurch der Kieferknochen aufgetrieben erscheint. Mit zunehmender Größe einer Zyste jedoch kann der Kieferknochen (besonders im Unterkiefer) so weit durch Resorption schließlich geschwächt werden, daß es zu einer Spontanfraktur kommt. Zysten im Oberkieferseitenzahnbereich wölben sich

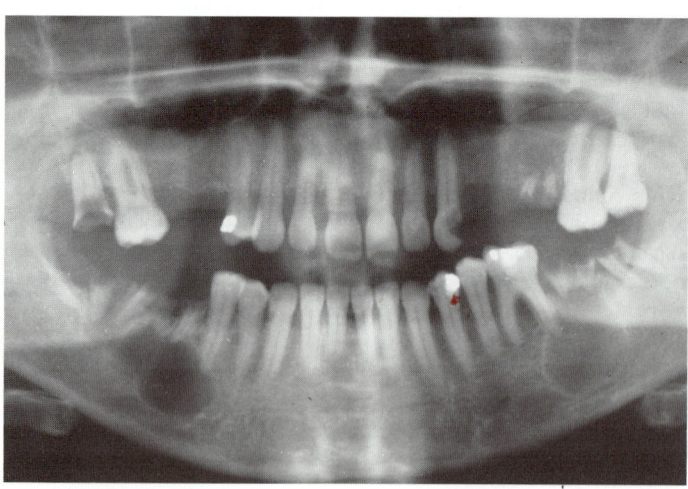

Abb. 46 Multiple radikuläre Zyste im Ober- und Unterkiefer ausgehend von tief zerstörten Molaren (Wurzelreste).

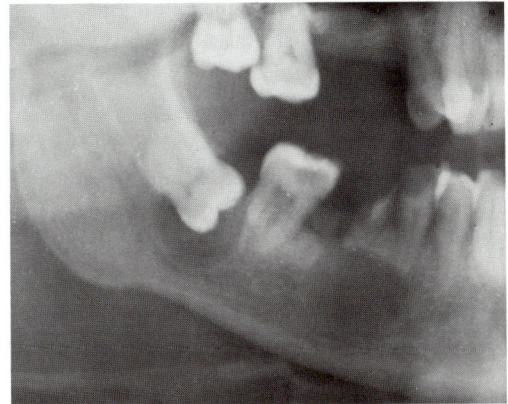

Abb. 47 Follikuläre Zyste ausgehend von einem verlagerten unteren Weisheitszahn. Von den Wurzelresten des ersten unteren Molaren hat sich auch eine radikuläre Zyste entwickelt.

unbemerkt in die Kieferhöhle vor und engen diese allmählich ein. Infizieren sich die Zysten sekundär, so können sie häufig als submuköse Abszesse verkannt werden. Röntgenologisch imponiert meist eine scharf begrenzte, oft rundliche oder oväläre, zum Teil gekammerte Aufhellung, wobei die Wurzelspitze des schuldigen Zahnes ins Zystenlumen hineinragt (Abb. 46).

7.4.2 Follikuläre Zyste

Diese entwickelt sich durch Ausweitung des Zahnsäckchens um die Krone eines im Kiefer retinierten Zahnes. Die Epithelauskleidung der Zyste stammt von dem äußeren Blatt der Schmelzpulpa; daher setzt der Zystenbalg stets am Zahnhals an. Wahrscheinlich liegt hier eine Fehlentwicklung vor (dysontogenetische Zysten) oder entzündliche Vorgänge können die Zystenbildung auslösen. Typischerweise ragt die Zahnkrone in die Zystenhöhle hinein, während die Wurzel beim voll ausgebildeten Zahn von Knochen umgeben ist (Abb. 47).

Im Prinzip können an allen im Kiefer retinierten Zähnen follikuläre Zysten entstehen. Am häufigsten findet man follikuläre Zysten an retinierten Oberkiefereckzähnen, an unteren Weisheitszähnen oder an überzähligen Zähnen.

7.4.3 Keratozyste (Primordialzyste)

Die Entstehung dieser Zysten liegt offenbar in der embryoplastischen Periode, in der noch keine Zahnhartsubstanzen gebildet werden. Daher sind die Keratozysten zahnlos. Die Zystenwand ist ausgesprochen dünn und besteht aus geschichtetem Plattenepithel, überwiegend parakeratotisch verhornt. Die Keratozysten erscheinen meistens im zweiten oder dritten Lebensjahrzehnt und treten typischerweise multipel in Erscheinung beim autosomal-dominant vererbten Basalzell-Naevus-Syndrom, welches sich durch Basalzellnaevi der Haut, Veränderung des zentralen Nervensystems (verkalkte Falx cerebri), der Augen und der Genitalien auszeichnet. Typisch im Röntgenbild ist die Septierung der Zyste mit Vortäuschung einer Mehrkammerigkeit und die durch die Keratozyste häufig hervorgerufenen Zahnwurzelresorptionen an benachbarten Zähnen (Abb. 48).

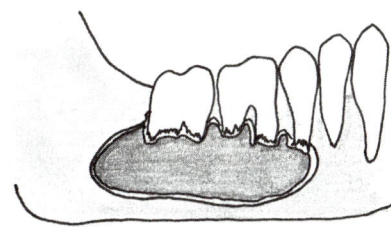

Abb. 48 Keratozyste mit typischen Zahnwurzelresorptionen.

7.4.4 Parodontale Zyste

Diese sehr seltenen Zysten entstehen im lateralen und marginalen Parodontium und entwickeln sich genau wie die radikulären Zysten aus den sog. Malassezschen Epithelresten, aber nicht infolge eines apikalen

(Wurzelkanal), sondern eines parodontalen Entzündungsreizes (Parodontitis marginalis profunda).

7.4.5 Residualzysten

Diese Residualzysten haben keine eigene ätiologische oder pathogenetische Zuordnung. Vielmehr werden unter dieser Bezeichnung ursprünglich radikuläre, follikuläre und parodontale Zysten zusammengefaßt, die nach Entfernung des schuldigen Zahnes im Kiefer verblieben sind und bei einer späteren Diagnostik als zahnlose Zysten in Erscheinung treten.

7.5 Therapie der odontogenen Zysten

7.5.1 Zystektomie

Nach Fensterung der Knochenhöhle wird der Zystenbalg in toto entfernt und der schuldige Zahn entweder extrahiert oder nach Wurzelspitzenresektion mit einer Wurzelfüllung versehen. Die Knochenhöhle wird anschließend von den bedeckenden Weichteilen verschlossen. Die zurückbleibende Knochenhöhle füllt sich in der Regel mit Blut aus, welches sekundär von Granulationsgewebe durchwachsen und später knöchern durchbaut wird. Dieses Vorgehen ist in der Regel nur bei relativ kleinen Zystenhöhlen bis zu einem Durchmesser von ca. 2 cm möglich.

Zur chirurgischen Behandlung größerer Zysten verwendet man mit Eigenblut getränkte resorbierbare Gelatine- oder Kollagenschwämmchen, die die Eigenkontraktion des Blutkoagulums verhindern sollen. Bei dieser von Schulte entwickelten Methode werden dem Eigenblut zusätzlich Penicillinpulver und ein Thrombinpräparat zugesetzt und zur Infektionsprophylaxe eine einwöchige systemische Penicillintherapie durchgeführt (Eigenblutfüllung nach Schulte).

7.5.2 Zystostomie

Die Indikation hierzu besteht in der Regel bei größeren Zysten. Dabei wird die Zyste und die Knochenhöhle breit eröffnet und zu einer Nebenbucht der Mundhöhle gemacht. Der größte Teil des Zystenbalgs wird dabei belassen. Da nach Öffnung der Zyste der Druck und die Zystenausbreitungstendenz wegfallen, flacht sich die Zystenbucht durch Knochenapposition allmählich ab.

8 Marginale Parodontopathien (Zahnbetterkrankungen)

Entzündliche Prozesse, die sich nur auf das marginale Zahnfleisch beschränken, werden als Gingivitis bezeichnet. Sind auch tieferliegende Anteile des Parodonts, insbesondere der Alveolarknochen mit seinen parodontalen Bindegewebsfasern, am Entzündungsprozeß beteiligt, spricht man von einer Parodontitis.

Epidemiologische Studien zeigen, daß der Zahnverlust durch Parodontitis als das Endstadium eines entzündlichen Prozesses anzusehen ist, der bereits in der Jugend beginnt: Vorschulkinder weisen bereits in hohem Maße eine Gingivitis auf. Beginnende, parodontitisch bedingte knöcherne Destruktionen liegen bei ca. 70% der jugendlichen

Erwachsenen zwischen 15 und 25 Jahren vor. Die Schwere der Erkrankung nimmt mit dem Alter zu.

Die Forschungsergebnisse der letzten 15 Jahre haben die Hauptursachen der Zahnbetterkrankungen klar herausgestellt:

Gingivitis und Parodontitis basieren auf entzündlichen Reaktionen des marginalen Parodonts. Diese Gewebsreaktionen werden durch die supra- und subgingival lokalisierte mikrobielle Plaque ausgelöst.

Funktionsstörungen im Kausystem und im allgemeinen Stoffwechsel (Diabetes) können den Krankheitsverlauf beeinflussen.

An den plaquebedingten Reaktionen des marginalen Parodonts sind enzymatische, zytotoxische und phlogogene Mechanismen beteiligt. Die Hauptursache der gingivo-parodontalen Destruktion ist die Entzündung. Die irreversible Zahnbettschädigung beginnt mit einem Verlust an stützenden Kollagengeweben, der gingivo-parodontale Faserapparat wird zerstört; Proliferation und apikale Migration des Saumepithels leiten die Entstehung von echten Zahnfleischtaschen ein.

Neben den entzündlichen Formen sind die **atrophisch-degenerativen Parodontopathien** (Parodontosis) mit ihren gingivo-alveolären Rezessionen zu nennen. Diesen Rezessionen liegt ein meist entzündungsfreier Schwund des Gingivalsaumes und des alveolären Knochens mit fortschreitender Freilegung des Wurzelzementes zugrunde.

Die **hyperplastischen Formen** der Zahnbetterkrankungen fassen die fibrösen Gingivaverdickungen zusammen, die durch proliferative Vorgänge bei Hydantoin-, Cyclosporin-A- oder Nifedipin-Medikation entstehen (Tab. 4). Insgesamt sind die Gingivitiden und marginalen Parodontitiden mit ca. 80% die häufigsten parodontalen Erkrankungen.

Tabelle 4 Formen der marginalen Parodontopathien

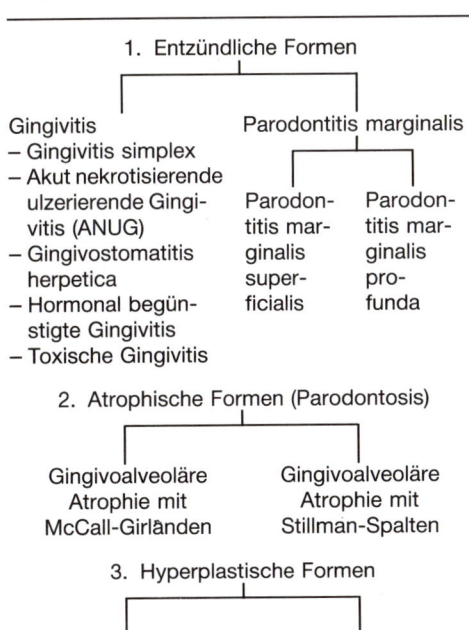

1. Entzündliche Formen

Gingivitis
– Gingivitis simplex
– Akut nekrotisierende ulzerierende Gingivitis (ANUG)
– Gingivostomatitis herpetica
– Hormonal begünstigte Gingivitis
– Toxische Gingivitis

Parodontitis marginalis
- Parodontitis marginalis superficialis
- Parodontitis marginalis profunda

2. Atrophische Formen (Parodontosis)

Gingivoalveoläre Atrophie mit McCall-Girländen

Gingivoalveoläre Atrophie mit Stillman-Spalten

3. Hyperplastische Formen

Hydantoin

Cyclosporin-A Nifedipin

8.1 Gingivitis simplex

Klinisch imponiert eine gerötete und ödematös geschwollene Gingiva, die mit schmierigen weißlichen Belägen (Plaques) bedeckt ist. Die im Zahnhalsbereich bereits strukturierte mikrobielle Plaque aus grampositiven Kokken, Stäbchen und gramnegativen Anaerobien produziert Endotoxine, Koenzyme und Antigene, die im Zahnfleischsulkus eine Entzündungsreaktion mit beginnender Zerstörung des inneren Saumepithels bewirken. Gleichzeitig kommt es zur Ausbildung sog. Pseudozahnfleischtaschen infolge der ödematösen Gingivaschwellung, die für sich wiederum als Schlupfwinkel für mikrobielle Plaques dienen. Wegen des eindeutigen Zusammenhanges mit der mikrobiellen Plaque und mangelnder Mundhygiene nennt man die Gingivitis simplex auch Schmutzgingivitis.

Die Intensität der entzündlichen Reaktion wird durch den Verschmutzungsgrad der Mundhöhle (Plaque), die Art der Mikroorganismen (Virulenz) und die Resistenz des Wirtes (Immunabwehr) bestimmt. So sind die Übergänge von einer akuten Gingivitis zu einer chronischen Gingivitis mit akuten Schüben fließend. Die schwerste Form der Gingivitis ist der ulzeröse Verlauf.

Therapie: Mechanische Entfernung von weichen und harten Zahnbelägen und Verbesserung der Mundhygiene.

8.2 Akut nekrotisierende ulzerierende Gingivitis (ANUG)

Auffallend sind neben der starken Rötung und Schwellung Nekrosen, die von den Zahnfleischpapillen auf die marginale Gingiva übergreifen. Die Nekrosen bestehen aus grauen wegwischbaren Pseudomembranen, die putride zersetzt den süßlichen aashaften Mundgeruch verursachen. Neben starken Schluckbeschwerden und Fieber sind die regionären Lymphknoten schmerzhaft geschwollen. Bei Fortschreiten der ulzerierenden Gingivitis kommt es zu Abklatschgeschwüren an der Wange, der Zunge und im Vestibulum (Gingivostomatitis ulcerosa).

Die ANUG wird überwiegend durch fusiforme Mikroorganismen und Spirochäten ausgelöst. Nicht selten haben diese Mikroorganismen ihren Ursprung von einer infizierten Zahnfleischtasche hinter dem Weisheitszahn (Dentitio difficilis) oder von einer chronischen Tonsillitis. Bei überwiegendem Befall von Gaumen und Rachen spricht man auch von einer Angina Plaut-Vincenti. Sollte sich die Entzündung unter lokalen Maßnahmen nicht kurzfristig zurückbilden oder sogar verschlimmern, muß an eine resistenzmindernde Allgemeinerkrankung wie Agranulozytose oder Leukose gedacht werden.

Therapie: Wegen der Schmerzhaftigkeit der befallenen Gingiva zunächst Spraybehandlung und Spülungen mit Chlorhexidin-Lösung. Ist die akute Symptomatik rückläufig, werden weiche und harte Beläge entfernt. Bei schweren Verläufen mit hohem Fieber ist die systemische Antibiotikatherapie mit Metronidazol (Flagyl®) oder Amoxycillin und Clavulansäure (Augmentan®) indiziert.

8.3 Gingivostomatitis herpetica

Die auch als Stomatitis aphthosa bezeichnete Mundschleimhautentzündung geht mit Bläschenbildung der Mukosa und später mit schmerzhaften Erosionen, Ulzera und Foetor ex ore einher. Gegenüber der ANUG verlaufen die kreisrund ausgestanzten Schleimhautläsionen mit rotem Hof nicht streng entlang des Gingivalrandes, sondern dehnen sich unregelmäßig vorwiegend über der Gingiva, aber auch über anderen Schleimhautbezirken wie Wange, Gaumen und Vestibulum aus.

Die durch ein Herpes simplex-Virus verursachte Schleimhautentzündung wird am häufigsten bei Kindern und jungen Erwachsenen zwischen 20 und 25 Jahren gefunden. Der Erstinfekt ist meistens von Fieber und schmerzhafter Lymphadenitis begleitet.

Therapie: Sorgfältige Mundhygiene und Chlorhexidin-Mundspülungen zur Verhütung einer bakteriellen Sekundärinfektion.

Meist tritt eine Spontanheilung nach einigen Tagen ein.

8.4 Hormonell begünstigte Gingivitis

Unter diesem Begriff werden die Schwangerschafts-, Pubertäts- und Pillengingivitis zusammengefaßt. Hormonelle Umstellungen oder Dysregulationen verändern die Interzellularsubstanz im Deckepithel und steigern dessen Permeabilität, so daß die hormonellen Einflüsse auf diesem Wege eine plaquebedingte Gingivitis verstärken. Eine Schwangerschaftsgingivitis findet sich nicht bei jeder Gravidität. Bei guter Mundhygiene wird lediglich eine erhöhte Blutungsbereitschaft der Gingiva beobachtet.

Auch die Pubertätsgingivitis ist während des Entwicklungsstadiums nicht die Regel. Nur bei schlechter Mundhygiene und gewohnheitsmäßiger Mundatmung kommt es zur Gingivitis und besonders in der Oberkieferfront zusätzlich zu Gingivahyperplasien.

Die sog. Pillengingivitis entsteht erst nach längerer regelmäßiger Einnahme von Ovulationshemmern, die eine bereits bestehende leichte Gingivitis verschlimmern.

Therapie: Auch hier ist durch sorgfältige Mundhygiene eine Gingivitis zu behandeln und ein Rezidiv zu verhüten.

8.5 Toxische Gingivitis

Allen toxischen Gingivitiden ist neben der ursächlichen Noxe vor allem die gleiche Ätiologie wie bei der Gingivitis simplex voranzustellen. Zudem vermindern Schwermetalle allgemein die örtliche Resistenz durch Gefäßschädigung.

8.5.1 Bleigingivitis

Noch heute ist sie die häufigste berufliche Zahnfleischschädigung durch Schwermetalle. Das Blei gelangt durch Inhalation und Verschmutzung der Hände (Klempner, Rohrleger, Maler, Buchdrucker) über Lunge und Magen-Darmtrakt in den Körper.

An der Gingiva entsteht durch Ablagerung von PbS in den subpapillären Plexus ein bleigrauer Saum. In schweren Fällen kommt es zu Nekrosen und Ulzerationen des Zahnfleisches, begleitet von Gastralgien, Koliken und Neuritiden.

8.5.2 Quecksilbergingivitis

Klinisch zeichnet sich diese Gingivitisform durch Schleimhautulzerationen an der Gingiva, der Wangen- und Lippenschleimhaut aus, die durch mit dem Speichel ausgeschiedenes Quecksilber ausgelöst wird. Lockerung und Verlust von Zähnen, starker Metallgeschmack, Schwellung und Rötung aller Schleimhautpartien mit einem besonders dunklen Saum an der Gingiva liegen häufig vor. Auch kann es zu heftigen Gastroenteritiden mit starken Eiweiß- und Elektrolytverlusten kommen.

8.6 Parodontitis marginalis

Sie entwickelt sich in der Regel allmählich aus einer Gingivitis. Eine erste Zahnfleischtaschenbildung ohne Attachmentverlust (Verlust des Anheftungsmechanismus der marginalen Gingiva an der Zahnoberfläche) findet man bereits bei der Gingivitis in Form einer Pseudotasche.

Die **Parodontitis marginalis superficialis** ist gekennzeichnet durch Attachmentverlust im koronalen Bereich des Zahnes mit Auflösung des supraalveolären Faserapparates der Gingiva, ohne daß bereits röntgenologisch ein Knochenabbau des Alveolarfortsatzes erkennbar wäre. Die mikrobiellen Plaques dringen keilförmig zwischen Zahnoberfläche und innerem Saumepithel weiter vor und verursachen durch Mineralisationsvorgänge supragingivalen Zahnstein und subgingivale Konkremente.

Die **Parodontitis marginalis profunda** entsteht schließlich durch weitere leukozytäre Infiltration des inneren Saumepithels mit Proliferation in die Tiefe und bewirkt die jetzt radiologisch nachweisbaren knöchernen Destruktionen im Alveolarfortsatz. Der Knochenabbau verläuft entweder horizontal oder in Form vertikaler Knocheneinbrüche (sog. intraalveoläre Knochentaschen). Im fortgeschrittenen Stadium werden die Zähne zunehmend locker. Es kommt zur Auffächerung des Zahnbogens (sog. Wanderungsparodontose) und zu beginnendem Verlust einzelner Zähne. Die Lageveränderung der gelockerten Zähne gibt oft Anlaß für Funktionsstörungen und okklusale Fehlbelastungen, die die pathologischen Vorgänge unterhalten oder sogar verstärken können. Akut entzündliche Schübe in der Tiefe der Zahnfleischtaschen verursachen häufig Parodontalabszesse, die im chronischen Verlauf zu kleinen Fisteln in der Gingiva führen.

Heute unterscheidet man **drei Verlaufsformen** der Parodontitis marginalis:

1. Langsam verlaufende Parodontitis des Erwachsenen. Diese Form tritt am häufigsten mit 95% aller Parodontitiden auf und entwickelt sich zwischen dem 30. und 40. Lebensjahr. Zahnverlust wird erst im höheren Lebensalter oder überhaupt nicht beobachtet.

2. Schnell verlaufende Parodontitis des jungen Erwachsenen. Nur in 5% aller Fälle auftretend kann sie sich schon in der Pubertät entwickeln. Der Häufigkeitsgipfel liegt zwischen dem 20. und 30. Lebensjahr. Ohne Behandlung kommt es zum frühen Zahnverlust, begleitet von akuten Entzündungsschüben, deren Ursache gramnegative Anaerobier sind. Spezifische Serumantikörper sind gegen *Actinobacillus actinomycetem comitans* und *Bacteroides gingivales* nachweisbar.

Therapie: Metronidazol, auch in Kombination mit Tetracyclinen, lokale Chlorhexidin-Mundspülungen.

3. Lokalisierte juvenile Parodontitis. Mit nur 0,1% aller Parodontitisformen beginnt sie bereits in der Pubertät. Der Knochenschwund ist meist vertikal und nur bei vereinzelten Zähnen, meistens an den Schneidezähnen und ersten Molaren, anzutreffen. Erstaunlich ist häufig eine fast gesund aussehende Gingiva ohne auffallende Plaques.

8.7 Parodontosis (gingivo-alveoläre Atrophie)

Man versteht darunter einen degenerativ-dystrophischen Schwund des gesamten Pa-

rodonts. Der Gingivalsaum retrahiert sich (Rezession) schmerz- und meist entzündungsfrei ohne Bildung von Zahnfleischtaschen. Bei meist erhaltenen Zahnfleischpapillen werden Zahnhälse und Anteile des Wurzelzementes freigelegt, die ihrerseits Ursache unangenehmer Schmerzsensationen sein können. Gleichzeitig aufgepfropfte entzündliche Verläufe führen zu fibrösen wulstigen Verdickungen der marginalen Gingiva, den sog. McCall-Girlanden. Daneben treten schmale Spaltenbildungen der Gingiva auf (sog. Stillman-Spalten), die vornehmlich die fazialen Gingivabereiche befallen. Die Ätiologie ist hierbei ungeklärt. Selbst bei weit fortgeschrittenen Rezessionen, die lokal oder generalisiert auftreten können, werden die Zähne nicht gelockert.

8.8 Hyperplastische Gingivitis

Die früher bezeichnete Hydantoinhyperplasie ist eine Gingivavergrößerung, die bei der Einnahme von Diphenyl-Hydantoin (Phenytoin) entsteht. Pharmakogenetische Faktoren verursachen bei einem Teil der Epileptiker eine unkontrollierte Vermehrung von Kollagen innerhalb des Gingivabindegewebes. Zwischen drei und neun Monaten nach Behandlungsbeginn treten die ersten Gingivawucherungen auf, die auch nur an bezahnten Kieferabschnitten in Erscheinung treten und nach der Extraktion dieser Zähne wieder verschwinden. Etwa 50% aller mit Phenytoin behandelten Epileptiker sind von dieser hyperplastischen Gingivitis betroffen, wobei die Schwere der Gingivawucherungen mit der Behandlungsdauer und der Phenytoindosis korreliert. Diese Gingivawucherungen rufen Pseudotaschen hervor, die einer frühzeitigen Plaquebesiedelung mit folgender Gingivitis unterliegen. Neben Phenytoin können auch Cyclosporin-A- und Nifedipin Gingivawucherungen auslösen.

8.9 Gingivitis und Parodontitis bei Allgemeinerkrankungen

Gingivale und parodontale Veränderungen können auch durch Mangelernährung,

Stoffwechselstörungen, Bluterkrankungen oder genetisch bedingte Allgemeinsyndrome begünstigt oder mit verursacht sein. Neben schweren entzündlich ulzerierenden Verlaufsformen der Gingiva treten progressive parodontale Destruktionen auf mit frühzeitigem Verlust von Milchzähnen und bleibenden Zähnen, besonders bei den genetisch bedingten Allgemeinsyndromen. Im einzelnen sind dies:

1. Stoffwechselstörungen
   – Diabetes mellitus
   – Hyperthyreoidismus
   – Akatalasämie
2. Bluterkrankungen
   – Agranulozytose
   – myeloische Leukämie
   – Panmyelopathie
   – Erythroblastenanämie
3. Mangelernährung
   – Askorbinsäuremangel (Skorbut)
   – Eiweißmangel (Kwashiorkor)
4. Genetisch bedingte Allgemeinsyndrome
   – Papillon-Lefevre-Syndrom
   – Down-Syndrom
   – Chediak-Higashi-Syndrom
   – Hypophosphatasie (Rathburn-Syndrom)

8.10 Grundzüge der Therapie

Wichtigste Voraussetzung für eine erfolgreiche Parodontaltherapie ist das Erlernen einer suffizienten Mundhygiene zur Reduktion der Plaquemenge. Nur die ständige Mitarbeit des Patienten und die Aufrechterhaltung einer wirksamen Mundhygiene verhindern ein Rezidiv oder eine Neuerkrankung.

8.10.1 Plaque-, Zahnstein- und Konkrementetentfernung

Zu Beginn werden supragingivale Zahnstein und Zahnbeläge instrumentell entfernt. Natürliche Plaqueretentionsstellen wie überschüssige Amalgamfüllungen und überstehende Kronenränder werden beseitigt. Erst danach erfolgt die subgingivale Plaque- und Zahnsteinentfernung (Deep scaling) sowie die Glättung frei zugänglicher Wurzeloberflächen (Root planing).

8.10.2 Kürettage

Granulationen und das in die Tiefe der Zahnfleischtaschen gewucherte Saumepithel werden mit scharfen Küretten entfernt. Subgingival liegende nekrotische und infizierte Wurzelzementschichten werden mit scharfen Handinstrumenten abgeschabt und anschließend geglättet. Dieses Vorgehen soll den Attachmentverlust der infizierten Gingiva wieder aufheben.

8.10.3 Gingivektomie

Beginnende Gingivawucherungen oder Zahnfleischtaschen mit über 4 mm Tiefe werden entlang der Zahnhälse exzidiert. Dadurch werden die bakteriellen Schlupfwinkel und ihre entzündungsfördernden Faktoren beseitigt.

8.10.4 Lappenoperation

Diese ist angezeigt bei vorliegenden intraalveolären Knochentaschen. Nach Bildung eines Mukoperiostlappens wird die Gingiva aufgeklappt und die Wurzeloberflächen mit den jetzt sichtbaren Knochendestruktionen freigelegt. Unter guter Sicht ist nun die gründliche Kürettage von Granulationen und proliferierendem Saumepithel sowie die Einebnung von Knochentaschen möglich. Nach sorgfältiger Wurzelglättung wird der Mukoperiostlappen reponiert und vernäht. Nach Abheilung wird so eine straffe Anlagerung des Zahnfleischsaumes am Zahn (neues Attachment) mit Ausschaltung von tiefen Taschen erreicht.

8.10.5 Osteoplastik

Ähnlich wie bei der oben bereits beschriebenen Lappenoperation ist die Beseitigung der Knochentaschen nicht durch Nivellierung mit Fräsen, sondern durch Auffüllung der Knochentaschen mit autologen Knochentransplantaten oder Knochenersatzmaterialien (Kalziumhydroxylapatit, Calcitite®) zu erzielen.

8.10.6 Mukogingivalchirurgie

Durch Verschiebung von Mukoperiost- und Spaltlappen der Gingiva werden Gingivarezessionen gedeckt.

8.10.7 Funktionskorrektur

Die Funktionskorrektur hat eine gleichmäßige Belastung aller Zähne beim Zusammenbiß sowie harmonische Artikulationsbewegungen der Zahnreihen ohne Gleithindernisse zum Ziel, um Schädigungen des Parodonts wie Zahnlockerung und Zahnausfall zu vermeiden. Die Funktionskorrektur erfolgt einerseits durch das Einschleifen vorzeitiger Okklusionskontakte oder Gleithindernisse wie überhöhte Füllungen, Kronen und Brücken oder elongierte und gekippte Zähne. Zur Funktionskorrektur zählt weiterhin eine funktionsgerechte prothetische Wiederherstellung des Gebisses, die gleichzeitig möglichst allen parodontalhygienischen Aspekten Rechnung tragen soll.

9 Prophylaxe von Karies und marginalen Parodontopathien

9.1 Prophylaxe beim Jugendlichen und Erwachsenen

Während beim Jugendlichen die meisten Zähne durch Karies zerstört werden, verliert der Erwachsene die Zähne zumeist durch profunde Parodontopathien. Beide Krankheiten hängen eng miteinander zusammen. Sie werden durch mikrobielle Zahnbeläge, die Plaques, verursacht. Jede ursächliche Prophylaxe muß sich daher gegen die Plaques richten.

Neben einer sachgerechten Zahnpflege eignet sich die Fluorprophylaxe beim Jugendlichen am besten zur Kariesverhütung. Sinnvolle Zahnpflege erfordert vor allem eine richtige Zahnbürste. Sie sollte ein kleines Borstenfeld mit abgerundeten, mittelharten Kunststoffborsten haben. Beim Putzen erzielt man den besten Effekt mit einer kombinierten Kreisel- und Rollbewegung: Die Bürste wird halbschräg auf das Zahnfleisch aufgesetzt. Dann kreist man ein paar Mal auf der Stelle, um anschließend zur Zahnkrone abzurollen. Die Zahnreinigung sollte sofort nach jeder Mahlzeit, auch Zwischenmahlzeit, und besonders nach Genuß von klebrigen Süßigkeiten erfolgen.

Fluorid wird am besten in Form von Gelen (wöchentlich) oder Lacken (halbjährlich) vom Zahnarzt lokal appliziert. Auch wöchentliche häusliche Spülungen mit Fluorid sind wirkungsvoll. Mit Beginn des physiologischen Zahnfleischschwundes beim Erwachsenen ist die Reinigung der Zahnzwischenräume mit Zahnseide besonders wichtig, um so marginalen Entzündungen der Gingiva vorzubeugen. Sind schon Zahnlücken entstanden, so ist eine entsprechende prothetische Versorgung (s. S. 53) auch als Prophylaxe gegen den Verlust weiterer Zähne zu verstehen (Sekundärprophylaxe).

9.2 Prophylaxe beim Kleinkind

Kleine Kinder sollten so früh wie möglich, am besten spielerisch, an regelmäßiges und systematisches Zähneputzen gewöhnt werden, wobei die wachsende Geschicklichkeit der Kinder zu berücksichtigen ist.

Bis etwa zum 4. Lebensjahr müssen Eltern die Zahnreinigung beim Kind selbst vornehmen. Geeignet sind dafür Wattestäbchen, mit denen die Zahnbeläge abgewischt werden. Später sollten Kinder eine Kurzkopfzahnbürste mit weichen bis mittelharten Kunststoffborsten erhalten. Das Schwergewicht liegt auf der Reinigung der Seitenzähne. Es gilt die Regel: von hinten nach vorn, von innen nach außen, von unten nach oben und zuletzt die Kauflächen. Kleine vibrierende Kreiselbewegungen mit der Bürste haben sich bei Kindern am besten bewährt, weil diese Putzbewegungen neben dem guten Reinigungseffekt leicht auszuführen sind.

Zur Prophylaxe von frühen Zahnschäden gehört außer der Zahnreinigung auch eine gesunde Ernährung. Das größte Problem hierbei ist der Zuckerkonsum. Je häufiger Zucker, besonders in klebriger Form, aufgenommen wird und je länger er einwirken kann, desto schneller entstehen Plaques. Folgende Grundsätze sollten, natürlich auch von Erwachsenen, beachtet werden:

1. Auf eine gehaltvolle, feste Nahrung mit viel frischem Obst und rohem Gemüse ist zu achten.

2. Zucker und zuckerhaltige, besonders klebrige Nahrungsmittel (Karamel, Schokolade u. a.) sind einzuschränken.

3. Es ist besser, viele Süßigkeiten auf einmal über einen kurzen Zeitraum zu gewähren, als wenig über den ganzen Tag zu verteilen.

Als dritte Säule in der Kariesprophylaxe nehmen die **Fluoride** eine wichtige Stellung ein, nachdem langwierige Bemühungen zur Umstellung der Ernährung keine besonderen Erfolge gezeigt haben. Anders als beim Erwachsenen ist es beim Kleinkind sinnvoll, Fluoride in Tablettenform zuzuführen, da die Schmelzmineralisierung der bleibenden Zähne erst im Säuglingsalter beginnt und etwa mit dem 6. Lebensjahr beendet ist.

Allgemein ist festgestellt worden, daß Fluoride – lokal oder systemisch angewandt – zu einer Reduktion des Karieszuwachses um 50%, bei guter Mundhygiene um 80%, führen.

Da im Säuglingsalter während der Mineralisationsphase der bleibenden Zähne Fluoride auch endogen aufgenommen und in den Zahnschmelz eingelagert werden, sollten Fluoride nach folgendem Dosierungsschema gegeben werden (Tab. 5):

Tabelle 5   Dosierungsschema

Alter	Dosis pro Tag (mg F$^-$/die)
1. und 2. Lebensjahr	0,25
3. Lebensjahr	0,50
4.–6. Lebensjahr	0,75
ab 7. Lebensjahr	1,00

Wo fluoridarmes Trinkwasser (unter 1 mg F$^-$/l) vorkommt, ist die langjährige Prophylaxe mit Fluoridtabletten besonders wichtig. Die höhere Dosierung mit steigendem Alter erklärt sich daraus, daß Fluoride zunehmend nur noch exogen vorwiegend über den Speichel in den Zahnschmelz aufgenommen werden.

Eine kollektive Reinigung der Zähne mit lokalen Fluoridgaben (Fluoridspülungen) sollte im Vorschul- und Schulalter kontinuierlich von Lehrern und Erziehern fortgesetzt werden. Die Kinder- und Jugendzahnheilkunde bedarf stärkerer Intensivierung hinsichtlich Aufklärung und Reihenkontrolluntersuchungen durch den Schulzahnarzt.

9.3 Betreuung der Schwangeren

Schwangere sollten nach den beschriebenen allgemeinen Grundsätzen ihr Gebiß pflegen und eine eventuell nötige Gebißsanierung möglichst frühzeitig veranlassen (Zahnstein- und Konkrementenfernung, Füllungstherapie). Der Schwangerschaftsgingivitis (s. S. 47) kann so am besten vorgebeugt werden.

Die Ernährung muß auf die Erfordernisse der Schwangerschaft abgestellt werden.

Bei sorgfältiger Gebißpflege wird auch der Aberglaube „Jedes Kind kostet der Mutter einen Zahn" widerlegt. Auch bei Mangelernährung wird der Kalziumbedarf des Feten ausschließlich aus den leicht mobilisierbaren Kalziumdepots des mütterlichen Skelettes und nicht aus den Zähnen gedeckt.

Die systemische Anwendung von Fluoriden nützt während der Schwangerschaft allein der Mutter, da die Schmelzmineralisierung der bleibenden Zähne, wie schon erwähnt, erst im Säuglingsalter beginnt und die der Milchzähne noch nicht ganz abgeschlossen ist.

10 Zahnersatz

Das Ziel zahnärztlicher Prothetik ist die Wiederherstellung der verlorengegangenen Kaufunktion, gleichzeitig auch die Erhaltung der vorhandenen Zähne. Neben der Kaufunktion ist ebenso eine orale Rehabilitation des Patienten in ästhetischer und phonetischer Hinsicht wichtig.

Die Rehabilitation erfolgt durch die Eingliederung von **Kronen, Brücken** oder abnehmbarem Zahnersatz wie **Teil-** und **Vollprothesen.**

Eine richtige Beurteilung des Gebißschadens und des Funktionszustandes des Lückengebisses spielt für die Indikation von festsitzendem oder abnehmbarem Zahnersatz eine wichtige Rolle. Man unterscheidet bei der topographischen Einteilung des Lückengebisses die **unterbrochene Zahnreihe** (einseitig, beidseitig, mehrere Lücken), die **verkürzte Zahnreihe** (einseitig, beidseitig) sowie die **unterbrochene und verkürzte Zahnreihe** (Abb. 49).

Bei der unterbrochenen Zahnreihe ist in der Regel festsitzender Zahnersatz (Brücken) angezeigt, bei größeren Lücken und parodontal insuffizienten Zähnen nur noch herausnehmbarer Zahnersatz (Teilprothesen).

Bei der verkürzten oder bei der unterbrochenen und verkürzten Zahnreihe ist herausnehmbarer Zahnersatz erforderlich, der über Verbindungselemente wie Klammern oder feinmechanische Elemente (sog. Attachments) wie Geschiebe, Stege, Riegel, Druckknopfanker oder Teleskope an den Restzähnen befestigt wird. Der Funktionswert des Lückengebisses wird auch durch die Zahl der noch vorhandenen sog. Stützzonen charakterisiert. Dabei stellen die antagonistischen Zahngruppen der Molaren oder Prämolaren einer Kieferhälfte je eine Stützzone dar, so daß das vollständige Gebiß aus vier Stützzonen besteht. Um volle Kaufunktion wiederzugewinnen, werden alle fehlenden Stützzonen durch künstliche Zähne ersetzt.

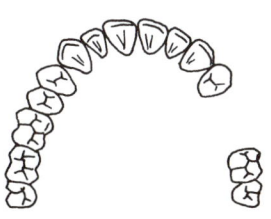

a) einseitig unterbrochene Zahnreihe

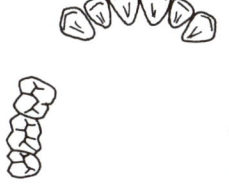

b) beidseitig unterbrochene Zahnreihe

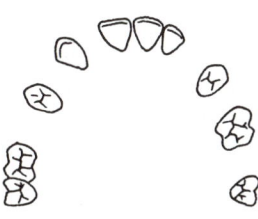

c) Zahnreihe mit mehreren Lücken

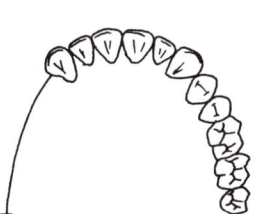

d) einseitig verkürzte Zahnreihe

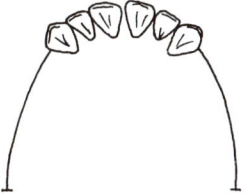

e) beidseitig verkürzte Zahnreihe

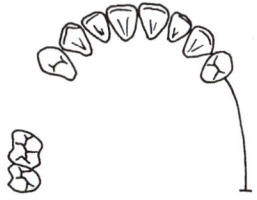

f) unterbrochene und verkürzte Zahnreihe

Abb. 49 a–f Topographische Einteilung des Lückengebisses.

10.1 Kronen

Kronen haben folgende Aufgaben:

Ersatzfunktion: Ersatz von durch Karies, Abrasion oder Trauma verlorengegangener Zahnhartsubstanz und Wiederaufbau zerstörter Kauflächen. Kronen sind immer dann angezeigt, wenn die Zahnerhaltung durch konservierende Maßnahmen wie plastische Füllungen (Amalgam, Kunststoff) oder Einlagefüllungen (Goldinlays) wegen der Defektgröße nicht mehr möglich ist (Abb. 50).

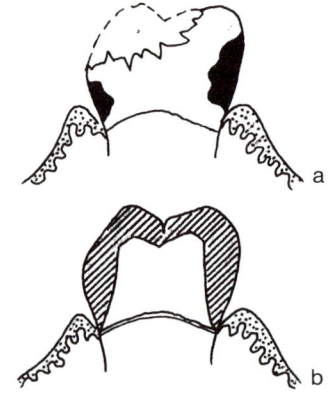

Abb. 50 a, b   Kronen: Ersatzfunktion.

Schutzfunktion: Schutz des Zahnes vor weiterer Karies und Abrasion. Schutz von freigelegtem Dentin nach Einschleifen eines verlängerten Zahnes.

Befestigungsfunktion: Befestigung von Brückenzahnersatz und Teilprothesen am Restgebiß (Abb. 51).

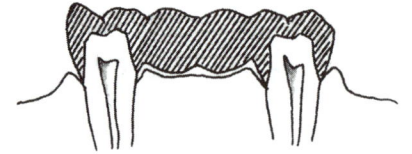

Abb. 51   Kronen: Befestigungsfunktion.

Ästhetisch-phonetische Funktion: Ausgleich von Zahnfehlstellungen (Stellungsanomalien) oder von angeborenen Defekten der Zahnhartsubstanz (Hypoplasien). Wiederherstellung einer natürlichen Zahnfarbe

bei verfärbten (Tetrazyklin), kariösen oder marktoten Zähnen.

Jede Krone setzt eine Präparation des betreffenden Zahnes voraus. Dies geschieht durch Beschleifen der Zahnhartsubstanz mittels Diamantschleifkörper.

Der präparierte Zahnstumpf wird abgeformt und in ein Arbeitsmodell umgesetzt, auf dem dann die künstliche Zahnkrone hergestellt wird. Im sichtbaren Bereich werden die Kronen aus kosmetischen Gründen mit Kunststoff oder Keramik verblendet (Abb. 52).

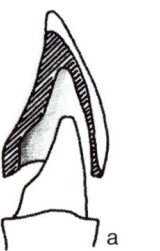
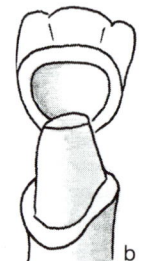

Abb. 52 a, b   Verblendkrone eines beschliffenen Frontzahnes.

Die fertige Krone wird mit Hilfe eines Befestigungszementes (Phosphat- oder Karboxylatzement) auf dem Zahnstumpf festzementiert.

10.2 Brücken

Festsitzende Brücken sind dadurch charakterisiert, daß sie über einzementierte Kronen permanent an Zähnen befestigt sind. Die überkronten Zähne heißen Brückenpfeiler. Als Brückenanker bezeichnet man die Kronen und als Brückenkörper den Teil, durch den die Lücke geschlossen wird; Brückenglied nennt man die einzelne ersetzte Zahnkrone im Brückenkörper (Abb. 53).

Die Brücke dient zum Aufbau der unterbrochenen Zahnreihe. Lückenschluß beinhaltet nicht nur die Wiederherstellung der Kaufunktion. Durch die Rekonstruktion des Zahnbogens werden Zahnwanderungen oder Zahnkippungen oder auch die Elongation eines Antagonisten in die Lücke hinein verhindert. Im Frontzahngebiet dient der

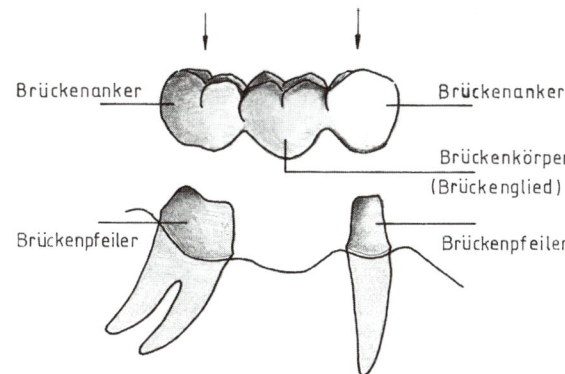

Abb. 53 Festsitzende Brücke.

Lückenschluß hauptsächlich der Wiederherstellung der Ästhetik und Phonetik. Eine Brücke kann weiterhin zur Stabilisierung einer Zahnreihe im Sinne einer direkten Versteifung dienen, d. h., die in der Zahnreihe gelockerten Zähne werden wie durch eine Schienung gefestigt.

Die festsitzende Brücke bietet den Vorteil, daß sie vom Patienten meist ohne Schwierigkeiten inkorporiert wird.

Die Indikation für die Brücke ist vom Zustand der als Brückenpfeiler vorgesehenen Zähne abhängig. Bei parodontal erkrankten und gelockerten Brückenpfeilern besteht eine Kontraindikation. Bei parodontal gesunden vitalen Brückenpfeilern ist die Indikation uneingeschränkt gegeben.

10.3 Teilprothesen

Eine Teilprothese besteht aus den künstlichen Zahnreihen, welche auf der Prothesenbasis befestigt sind. Teile der Prothesenbasis sind die Prothesensättel. Die Verbindung mehrerer Prothesensättel untereinander erfolgt durch sog. Ausgleichselemente (Transversal- und Sublingualbügel). Die Verankerung der Teilprothesen an den restlichen Zähnen wird durch Verbindungselemente (Klammern) bewerkstelligt.

Die Konstruktion einer Teilprothese erfolgt nach der Anordnung des Lückengebisses.

Schaltprothesen (Prothesensattel ist zwischen die die Lücke begrenzenden Zähne geschaltet) sind einseitig (Abb. 54a), beidseitig (Abb. 54b) oder mit mehreren Sätteln

bei der unterbrochenen Zahnreihe angezeigt. Hier wird die Prothese voll auf den Restzähnen abgestützt und wird deshalb auch als eine rein parodontal getragene Prothese bezeichnet.

Bei der verkürzten Zahnreihe werden einseitige oder doppelseitige **Freiendprothesen** angewendet (Prothesensattel endet frei hinter den letzten Zähnen, Abb. 55). Zur Abstützung der Prothese wird hier neben der parodontalen Abstützung auch die gingivale Abstützung, d. h. sowohl eine Abstützung am Zahn als auch auf der Kieferschleimhaut, durchgeführt.

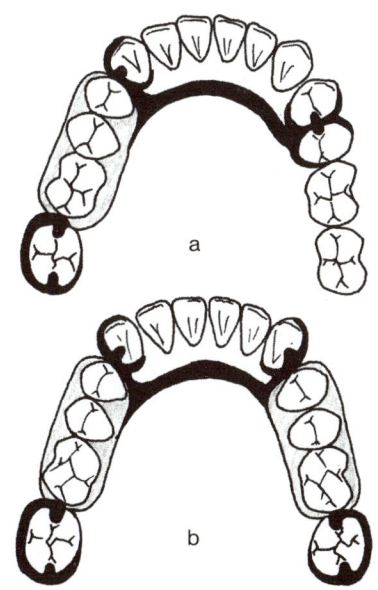

Abb. 54 a, b a) Einseitige, b) beidseitige Schaltprothese.

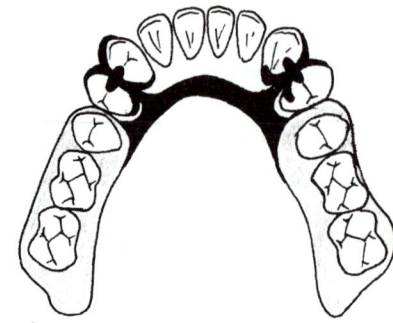

Abb. 55   Doppelseitige Freiendprothese.

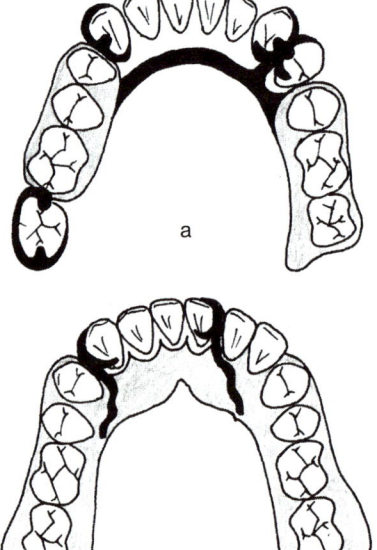

a

b

Abb. 56 a, b   Schalt-Freiendprothesen.

Bei der unterbrochenen und verkürzten Zahnreihe kommt eine Kombinationsprothese, eine sog. Schalt-Freiendprothese, in Betracht (Abb. 56).

Sind keine belastbaren Zähne mehr vorhanden, so ist eine rein **gingival getragene Prothese** angezeigt. Hier wird der gesamte Kaudruck auf die Kieferschleimhaut weitergeleitet.

Am häufigsten verwendet man den einfachen mit Klammern versehenen Zahnersatz. Der wesentliche Grund hierfür liegt in dem geringen Aufwand, der für die Eingliederung erforderlich ist. Weitere Vorteile der Klammerprothese bestehen in der leichten Pflege des Restgebisses und Zahnersatzes sowie in den günstigen Reparatur- und Erweiterungsmöglichkeiten.

Die Nachteile der Klammerprothese liegen in der erhöhten Kariesgefahr für die Klammerzähne, im Sichtbarwerden der Klammerteile sowie in Problemen der Prothesendynamik.

10.4 Vollprothesen

Mit der Vollprothese (Abb. 57) sollen die Kaufunktion, die Sprachfunktion und auch die ästhetische Wirkung der natürlichen Zahnreihen soweit wie möglich wiederhergestellt werden. Ohne die Phonetik und Ästhetik zu vernachlässigen, soll die Vollprothese aber in erster Linie zur Wiederherstellung der Kaufunktion dienen. Dafür ist eine statische Aufstellung der künstlichen Zähne unabdingbare Voraussetzung.

Die Vollprothese besteht im Ober- wie im Unterkiefer aus festen und harten Ersatz-

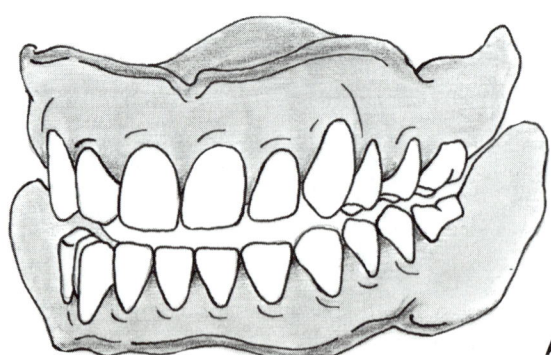

Abb. 57   Ober- und Unterkiefervollprothese.

körpern (Methakrylat-Kunststoff), die anstelle der natürlichen Zähne und der fehlenden Alveolarfortsätze in die Mundhöhle eingesetzt werden. Die Innenfläche der Prothese liegt der Kieferschleimhaut lose auf. Der Halt der Prothese wird hauptsächlich über einen sogenannten Ventilmechanismus (Saugeffekt) erzielt.

10.5 Implantate

Implantate werden heute zunehmend als **zusätzliche Halteelemente** für Prothesen, Brücken und Kronen in der zahnärztlichen Prothetik herangezogen. Es sind meist metallische (Titan) oder keramische (Aluminiumoxyd) im Kieferknochen verankerte (enossale) Implantatkörper, die mit ihrem Retentionsteil die Epitheldecke der Mundschleimhaut durchbrechen. Die Implantatkörper müssen eine möglichst große Oberfläche aufweisen, um eine gute Haftung im Knochen zu erreichen. Das **Hauptproblem** liegt aber in der Einheilung dieser Implantate an der Stelle, wo das Implantat mit seinem Retentionsteil durch die Epitheldecke tritt, weil auf diese Art Wunden künstlich offengehalten werden. Aufgrund der guten Durchblutung und Infektabwehr im Mundbereich läßt sich dieser unphysiologische Zustand über einen längeren Zeitraum tolerieren. **Voraussetzung** dafür sind jedoch absolute Stabilität, Schutz vor Überlastung (Parafunktion) und sehr gute Gewebsverträglichkeit (Biokompatibilität) des Implantates sowie eine peinlich genaue Mundhygiene des Patienten. Andernfalls kommt es zur Infektion, Lockerung und Abstoßung des Implantates innerhalb des ersten Jahres. Die durchschnittliche Verweildauer enossaler Implantate ist recht unterschiedlich und vom Implantattyp abhängig. Das bisher zuverlässigste und bewährteste Implantatsystem stellt das **Tübinger Sofortimplantat** aus reinem **Aluminiumoxyd** dar. Die Implantatverweildauer beträgt hier bis zu zehn Jahren.

Die verschiedenen Formen und Materialien von heute gebräuchlichen Implantaten zeigen jedoch, daß die Probleme der Implantologie noch lange nicht gelöst sind. Ein großer Fortschritt ist die bisher erreichte Biokompatibilität der plasmabeschichteten Titan- und Aluminiumoxydwerkstoffe, die eine direkte innige Verbindung des Implantates mit dem Knochen ohne Zwischenlagerung einer Bindegewebsschicht eingeht.

Die Implantate tragen gemäß ihrer speziellen Funktion zur Verbesserung des Prothesensitzes bei, besonders von Unterkiefertotalprothesen. Über Teleskope und Stege finden auch Teilprothesen ausreichenden Sitz. Besondere Vorteile stellen Implantate in der verkürzten Zahnreihe dar, die mit Brücken versorgt eine herausnehmbare Totalprothese überflüssig machen. Sofortiger Ersatz von Einzelzähnen nach traumatischem Zahnverlust besonders in der Kieferfront hat sich schon seit über zehn Jahren sehr gut bewährt.

Neben vielen **Implantatsystemen** werden hier nur die wichtigsten erwähnt, die auch zunehmende Anwendung an Kliniken finden.

10.5.1 Wurzelimplantate (Tübinger Sofortimplantat)

Das sog. Tübinger Sofortimplantat ist entsprechend einer Zahnwurzel konisch geformt und besteht aus reinem Aluminiumoxyd. Nach traumatischem Zahnverlust oder Extraktion eines nicht erhaltungsfähigen Zahnes wird das Wurzelimplantat sofort in die frische Alveole (in der Regel im Frontzahnbereich) eingepflanzt. Auf den Retentionsteil des Implantates kann dann eine bereits vorher angefertigte Verblendkrone aufzementiert werden. Das gleiche Wurzelimplantat wird auch als sog. Spätimplantat nach vorheriger Ausschachtung mit genormten Fräsen eingesetzt (Abb. 58).

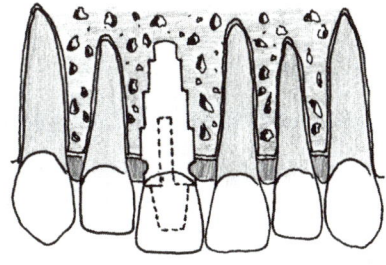

Abb. 58 Tübinger-Sofortimplantat mit aufzementierter Krone.

10.5.2 Schraubenimplantate (Ledermann-Schrauben)

Es sind meist plasmabeschichtete Titanschrauben, die nach Ausfräsung eines Bohr-
loches eingeschraubt werden und sich dabei
ihr Gewinde selbst schneiden. Meist zu vier
Implantaten in der Unterkieferfront angeordnet, finden sie vornehmlich im zahnlosen
Unterkiefer zur Retention einer Totalprothese Anwendung (Abb. 59).

stung auf das Implantatlager abgemildert
und so ein vorzeitiger Knochenabbau mit
Implantatlockerung verhindert werden. Die
Implantate werden zunächst während einer
dreimonatigen Einheilungsphase im Knochen von der Schleimhaut komplett bedeckt. Erst danach wird der Retentionsteil
des Implantates elektrochirurgisch freigelegt und das Stoßdämpfungselement eingeschraubt, auf dem der Zahnersatz elastisch
verankert werden kann.

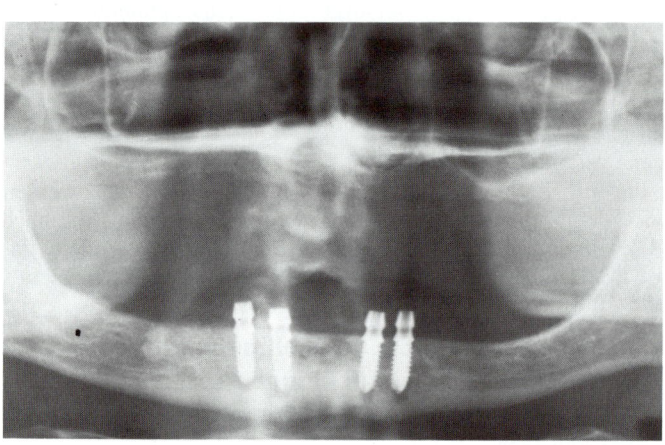

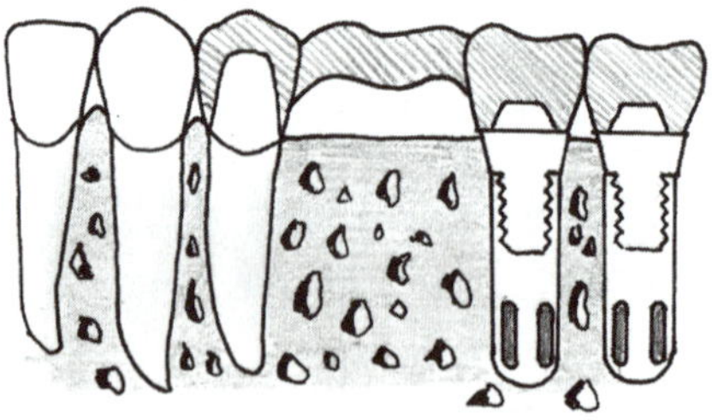

Abb. 59 Implantierte
Titanschrauben in der
Unterkieferfront. Über den
Schraubenköpfen wird ein
Steg befestigt, an dem die
Unterkiefertotalprothese
ihren Halt findet.

10.5.3 Zylinderimplantate (IMZ, Intramobile Zylinderimplantate)

Diese plasmabeschichteten Titanimplantate
besitzen im Zylinder (Abb. 60) Stoßdäm-
pfungselemente aus einem elastischen
Kunststofflager, die die Stoßdämpfungs-
funktion der Struktureinheit Zahn-Desmo-
dont-Alveolarknochen imitieren. Dadurch
sollen die Kraftspitzen während der Bela-

10.5.4 Blattimplantate

Die von *Linkow* (1966) entwickelten Implantate bestanden früher aus Vitallium und
wurden vielfach modifiziert. Heute sind diese Implantate ebenfalls titanplasmabe-
schichtet. Der Implantatkörper ist blattför-
mig ausgebildet, mit mehreren Retentions-
löchern versehen und sehr flach. Daher finden sie überall dort ihre Indikation, wo der
Alveolarfortsatz für andere Implantate zu
schmal ausgebildet ist (Abb. 61).

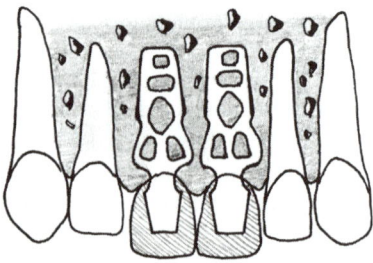

Abb. 60 Zwei Zylinderimplantate im Unterkieferseitenzahnbereich als Pfeiler zur Aufnahme
einer Brücke.

Abb. 61 Blattimplantate in der Oberkieferfront
mit Verblendkronen versehen.

11 Erkrankungen der Mundschleimhaut

11.1 Stomatitis in Verbindung mit Allgemeinerkrankungen

Häufig ist die Stomatitis als Begleitreaktion das erste alarmierende Symptom einer ernsten Allgemeinerkrankung.

11.1.1 Stomatitis bei Leukämie und Agranulozytose

Hier treten **orale Frühsymptome** auf, die sich zunächst unter dem Bild einer unspezifischen Entzündung darstellen. Die akute lymphatische und myeloische Leukämie geht mit schwammigen Zahnfleischhyperplasien, Blutungsneigung und nekrotischem Zerfall der Papillen einher. Petechien und Sugillationen der Schleimhaut weisen auf einen Thrombozytenmangel hin. Die hyperplastischen Gingivaanteile sind mit unreifen Leukozyten infiltriert. Im **fortgeschrittenen Stadium** werden flächenhafte Infiltrate an den Tonsillen, Wangen, Zunge und Gaumenbögen beobachtet. Fieber und Schwellung der regionären Lymphknoten sind weitere Hinweise auf eine Leukose. Im chronischen Stadium der Leukämie sind die Entzündungserscheinungen in der Mundhöhle weniger foudroyant. Chirurgische Eingriffe (Extraktionen) sind aufgrund schwer stillbarer Blutungen zu unterlassen oder nur unter stationären Bedingungen und unter Antibiotikaschutz durchzuführen.

Infolge einer **Agranulozytose** werden schwere, teils gangräneszierende Ulzerationen der Mundschleimhaut, insbesondere der Gingiva, der Zunge und der Tonsillenregion beobachtet. Auffällig ist die Schmerzlosigkeit der Ulzerationen. Ähnliche Symptome treten auch bei der Panmyelopathie auf.

11.1.2 Aphtoid Pospischill-Feyrter

Hierbei handelt es sich um eine Gingivostomatitis herpetica, die bei Abwehrschwäche des Patienten einen ungünstigen Verlauf nimmt. Das seltene Erkrankungsbild befällt neben der Mundhöhle Pharynx, Ösophagus, Genitale und Haut. Auf der Mundschleimhaut konfluieren vesikulöse und bullöse Eruptionen mit nachfolgender Entstehung polyzyklisch begrenzter, entzündlich geröteter und mit Fibrin belegter Areale. Diese Erkrankungsform tritt bevorzugt im Anschluß an Kinderkrankheiten (Masern) auf. Schwere Allgemeinsymptome wie Brechreiz, Unruhe, Krampfneigung und Fieber begleiten die Erkrankung. Komplizierend können Herpessepsis, Meningo-Enzephalitis, Keratokonjunktivitis und Kehlkopfulzera auftreten und den Heilungsverlauf verzögern. Die Therapie ist symptomatisch und wird durch Gabe von Gammaglobulinen unterstützt.

11.1.3 Stomatitis bei Syphilis

Die ulzeröse Stomatitis entwickelt sich im Sekundärstadium (Lues II) einige Tage vor dem Hautexanthem. Zunächst erscheinen fleckige dunkelrote Erytheme im Bereich der Tonsillen und des weichen Gaumens, die miteinander konfluieren. Später bilden sich dunkelrote linsengroße Papeln (Plaques muqueuses), die sich durch Epithelverdickung trüben (Plaques opalines) und geschwürig zerfallen können (Plaques erosives). Auch hyperplastische Wucherungen kommen vor. Besonders die exulzerierten Papeln enthalten eine Vielzahl von Spirochäten (hoch kontagiös!). Im Spätstadium (Lues III) werden gummöse Veränderungen im Mundhöhlenbereich, besonders an Lippen, Gaumen und Zunge, beobachtet. Es bilden sich schmerzlose Knoten, die erweichen und ulzerieren, was oft zur Perforation und Zerstörung des weichen Gaumens mit bleibenden narbigen Verziehungen und Verwachsungen führt.

11.1.4 Strahlenstomatitis

Sie ist eine akute Strahlenfolge, die nach ein bis zwei Wochen mit starker Rötung, äußerst schmerzhafter Schwellung der Schleimhaut und mit flächenhafter Ausbildung fibrinöser Pseudomembranen einhergeht. Durch die strahlenbedingte verminderte Speichelsekretion kommt es zur unangenehmen Trockenheit des Mundes (Xerostomie) und zur Atrophie der Mundschleimhaut, die sich besonders an der Zunge ähnlich wie bei der Hunterschen Glossitis darstellt.

11.1.5 Stomatitis candidamycetica

Soor findet man besonders im Bereich des Gaumens, der Wangen und der Zunge. Es zeigen sich epimuköse abwischbare weiße Beläge, in deren Umgebung die Schleimhaut gerötet ist. Bei weiterem Fortschreiten sind ulzerös-nekrotisierende Veränderungen vorherrschend, die mit Zungenbrennen einhergehen.

Mundsoor tritt bevorzugt auf nach langer Steroid- oder Antibiotikatherapie, bei Kachexie oder Resistenzschwäche. Besonders häufig treten mukokutane Candidamykosen bei genetisch determinierten Formen von Immundefekten wie der Agammaglobulinämie vom Schweizer Typ auf, aber auch bei iatrogenen und besonders infektiösen Immunmangelsyndromen. Besonders aktuelle Bedeutung hat eine Infektion durch das Immundefizienz-Virus (HIV), die zu einem erworbenen Immunmangelsyndrom (Acquired Immune Deficiency Syndrome, AIDS) führen kann. Bereits im Prodromalstadium der AIDS-Erkrankung entwickelt sich häufig eine orale Kandidose, die nach Auftreten einer generalisierten Lymphadenopathie durch eine ausgeprägte sog. haarige Leukoplakie begleitet wird. Dies ist eine weiße Schleimhautläsion, besonders am Zungenrand lokalisiert, mit unregelmäßiger Oberfläche. Hier findet sich eine gemischte Virusinfektion (Epstein-Barr-Viren, Papilloma-Viren und Herpes-simplex-Viren) mit einer *Candida-albicans*-Besiedlung. Über 50% der AIDS-Patienten mit einer haarigen Leukoplakie entwickeln im weiteren Verlauf ein volles AIDS-Syndrom.

11.2 Gutartige Tumoren der Mundhöhle

11.2.1 Epulis

Die Epuliden werden als reparative Granulome nach Schädigung des Periosts angesehen. Sie stellen die weitaus häufigsten Geschwulstbildungen der Mundhöhle dar. Es sind gutartige, erbsen- bis walnußgroße, dem Alveolarfortsatz gestielt aufsitzende Geschwülste, die von einer intakten Epitheldecke überzogen sind. Nach histologischem und klinischem Bild unterscheidet man:

a) **Epulis granulomatosa.** Sie ist weich, leicht blutend, von bläulich-rötlicher Farbe und besteht aus stark vaskularisiertem Granulationsgewebe.

b) **Epulis gigantocellularis.** Dieser Tumor ist ebenfalls weich, gestielt und gelegentlich gelappt, aber von bräunlicher Farbe. Histologisch finden sich Fibroblasten und mehrkernige Riesenzellen.

c) **Epulis fibromatosa.** Sie ist eine derbe, harte und gestielte Geschwulst, die besonders durch ihre blasse Farbe auffällt.

Therapeutisch kommt bei allen Epulisformen die Exzision in Frage. Um Rezidive zu vermeiden, ist der Tumor mit dem unter dem Stiel liegenden Periost zu entfernen. Zu beachten ist ferner, daß bei der Exzision, vor allem der Epulis gigantocellularis, starke Blutungen auftreten können.

11.2.2 Fibrom

In der Mundhöhle sitzt das Fibrom breitbasig oder gestielt bevorzugt an der Zunge, der Wange oder im Vestibulum. Durch mechanische Irritation (scharfe Prothesenränder und Zahnkanten)kann das Fibrom ulzerös verändert sein. Als Fibromatose oder Irritationsfibrom der Mundschleimhaut findet man es häufig unter schlecht sitzenden Prothesen. Histologisch unterscheidet man weiche Fibrome, die überwiegend aus Bindegewebszellen und reichlich flüssiger

Grundsubstanz bestehen, von den harten Fibromen mit reichlich kollagenen Bindegewebsfasern.

Therapie: Exzision, bei Fibromatose des Vestibulums ist zusätzlich eine Mundvorhofplastik zur Verbesserung des Prothesensitzes erforderlich.

11.2.3 Papillom (Fibroepitheliom)

Die zusammengesetzte und exophytisch wachsende Geschwulst besteht aus einem zottenartig verzweigten bindegewebigen Grundstock, der von einem mehrschichtigen Plattenepithel überzogen ist, welches Hyperkeratosen aufweisen kann. Papillome kommen solitär oder multipel vor. Sie werden erbsen- bis bohnengroß und sitzen entweder gestielt oder breitbasig der Schleimhaut auf. Sie haben meistens eine zottige, gefurchte Oberfläche. Die Farbe ist entweder rot oder bei Verhornung grau bis weiß. Männer sind häufiger betroffen. Prädilektionsstellen in der Mundhöhle sind Zunge, Gaumen und Tonsillenbereich, seltener Wangen- und Lippenschleimhaut. Multiple Papillome (Papillomatose), die durch entzündlich-mechanische Reize entstehen (schlecht sitzende Prothesen!), finden sich bevorzugt am harten Gaumen.

Therapie: Exzision.

11.3 Bösartige Tumoren der Mundhöhle

Jährlich erkranken ca. 3 bis 5 von je 100000 Einwohnern der alten Bundesrepublik an einer bösartigen Geschwulst der Mundhöhle und des benachbarten Rachenraumes. Der Anteil des Mundhöhlenkrebses am gesamten Geschwulstkrankengut weist in Europa etwa 2–5% auf. Zahlenmäßig überwiegen die vom Mundhöhlenepithel ausgehenden Plattenepithelkarzinome gegenüber den vom Binde- und Stützgewebe stammenden malignen mesenchymalen Tumoren.

Die Heilungschance eines Malignoms hängt wesentlich vom Zeitpunkt der Therapie und damit vom Zeitpunkt der Diagnose ab. 80–90% aller Malignome im Mund-, Kiefer- und Gesichtsbereich könnten geheilt werden, wenn sie im Frühstadium (z. B. T1 N0 M0 oder T2 N0 M0) therapiert würden. Die heute nur bei ca. 30–40% liegende Fünfjahres-Überlebensquote zeigt deshalb, daß die meisten Malignome zu spät zur Behandlung gelangen.

Bei jeder zahnärztlichen Untersuchung ist daher die gesamte oropharyngeale Schleimhaut zu untersuchen und ein sorgfältiger Lymphknotenbefund zu erheben. Entscheidend für die Verdachtsdiagnose in der Praxis ist daher die Erkennung einer verdächtigen Schleimhaut-, Haut- oder Knochenveränderung. Maligne Tumoren im Mund-Kiefer-Gesichtsbereich beginnen oft als Ulkus, als Gewebsvermehrung (Knoten) oder als Osteolyse im Röntgenbild. Jeder unklare, nicht eindeutig diagnostizierbare Befund darf höchstens eine Woche hinhaltend behandelt werden (Druckulkus durch schlecht sitzende Prothese). Zeigt sich keine Heilungstendenz, muß der Patient in eine Fachklinik überwiesen werden.

11.3.1 Präkanzerosen (Leukoplakien)

Die Leukoplakie ist die **häufigste Präkanzerose** der Mundschleimhaut. Nach der Definition der WHO (1978) wird die Leukoplakie als Sammelbegriff für nicht abwischbare weiße Schleimhautflecken verstanden, die keiner anderen Krankheit zuzuordnen sind. Klinisch werden drei Formen unterschieden:

1. Leukoplakia simplex. Mit ca. 50% ist sie die häufigste Leukoplakieform. Sie imponiert als eine unterschiedlich scharf begrenzte, weiß-opake, das Schleimhautniveau nicht oder nur gering überragende Effloreszenz. Bevorzugt lokalisiert an Wange, Mundboden und Zunge. Die Entartungsrate beträgt 1–3%.

2. Leukoplakia veruccosa. Sie erscheint als warzige bis papillomatöse, das Schleimhautniveau überragende Schleimhautveränderung mit ca. 30% Häufigkeit. Die Entartungsrate liegt bei 5–6%.

3. Leukoplakia erosiva. Unregelmäßige und diffus begrenzte knötchenförmige Oberfläche mit abwechselnden roten (erosiven) und weißen (leukoplakischen) Bezir-

Tabelle 6 Tumorklassifikation der Union Internationale Contre le Cancer (UICC)

TNM-Klassifikation der Mundhöhlenkarzinome	TNM-Klassifikation der Lippenkarzinome
TIS Präinvasives Karzinom	TIS Präinvasives Karzinom
T0 Kein Primärtumor nachweisbar	T0 Kein Primärtumor nachweisbar
T1 Tumorgröße von 20 mm	T1 Oberflächlicher Tumor bis 20 mm
T2 Tumorgröße zwischen 20 und 40 mm	T2 Tumor bis 20 mm mit geringer Tiefen-
T3 Tumorgröße mehr als 40 mm	infiltration
N0 Regionale Lymphknoten nicht vergrößert,	T3 Tumor größer als 20 mm oder mit tiefer
nicht tastbar	Infiltration ohne Rücksicht auf seine Größe
N1 Bewegliche, tastbare homolaterale	T4 In den Knochen einwachsender Tumor
Lymphknoten	N0 ⎫
N2 Bewegliche, tastbare bilaterale	N1 ⎪
Lymphknoten	N2 ⎬ Einteilung wie bei den
N3 Fixierte Lymphknoten	M0 ⎪ Mundhöhlenkarzinomen
M0 Keine Fernmetastasen	M1 ⎭
M1 Fernmetastasen vorhanden	

ken. Die Schleimhautveränderungen sind häufig schmerzhaft und bluten leicht bei mechanischer Reizung. Mit ca. 20% aller Leukoplakien hat die erosive Leukoplakie die höchste Entartungsrate von 25%.

Histologisch ist die Leukoplakie durch eine Verhornungsanomalie der Mundschleimhaut gekennzeichnet, die neben einer Epithelverbreiterung mit einer Para- oder Hyperkeratose einhergeht. Zur Beurteilung der malignen Potenz der Leukoplakien ist der Dysplasiegrad in den Epithelveränderungen maßgebend. Eine weitere Präkanzerose ist der **Morbus Bowen**. Häufig an der Oberlippe, seltener an Wangen- und Gaumenschleimhaut lokalisiert, bevorzugt bei Männern in höherem Lebensalter, geht die Schleimhautveränderung mit einer papillomatösen Epithelwucherung, Hyper- und Parakeratose einher.

Auch die Erythroplakie wird den Präkanzerosen zugeordnet. Diese meist in der Schleimhaut scharf abgegrenzte im Niveau liegende dunkelrote Schleimhautveränderung ist oft mit weißlichen Läsionen durchzogen und zeigt ein deutlich höheres Entartungsrisiko als die einfache Leukoplakie.

Therapie: Bei umschriebenen Leukoplakien Inzisionsbiopsie und bei geringer Dysplasie regelmäßige Kontrollen, ggf. mit wiederholten Biopsien.

Um Tumorbefunde miteinander besser vergleichen zu können, wurde von der Union Internationale Contre le Cancer (UICC) ei-

ne einheitliche **Tumorklassifikation** entwickelt, die die Grundlage aller diagnostischen und therapeutischen Befunde ist (Tab. 6).

11.3.2 Plattenepithelkarzinom

Mit 5–10% ist es die häufigste maligne Geschwulst im Bereich der Mundhöhle. Das Durchschnittsalter beträgt 50–60 Jahre, wobei Männer fast dreimal häufiger betroffen sind als Frauen. Statistisch signifikant in der Anamnese ist die Kombination von hochprozentigen Alkoholika und starkem Rauchen. Der Malignitätsgrad der Mundschleimhautkarzinome nimmt von oben nach unten und von vorn nach hinten zu. Über 90% der Malignome wachsen infiltrierend mit oberflächlicher Ulzeration. Dabei metastasieren sie bevorzugt in die regionären Lymphknoten des Halses. Zuerst werden die submandibulären und submentalen Lymphknoten, später die tiefen Halslymphknoten entlang der Vena jugularis befallen. Bei Tumorsitz in der Zunge und im vorderen Mundbodenbereich erfolgt meist bds. lymphogene Metastasierung.

Das **Mundbodenkarzinom** zählt zu den bösartigsten Tumoren im Mundhöhlenbereich. In zwei Drittel der Fälle finden sich bereits regionäre Metastasen bei initialem Geschwulstwachstum. Das schnell wachsende Mundbodenkarzinom exulzeriert relativ früh und infiltriert den Zungenkörper. Begleitsymptome sind Schmerz- und Bewegungseinschränkung. Im weiteren Verlauf erfaßt der Tumor je nach Lokalisation früher oder später den Kieferknochen und imponiert im Röntgenbild als diffuse osteolytische Aufhellung. Bei weiterem Wachstum in den Zungengrund und Gaumenbogen mit Einbruch in den parapharyngealen Raum ist die Prognose äußerst ungünstig. Symptomatisch hierfür ist die Kieferklemme.

Das **Zungenkarzinom** befällt überwiegend Männer um das 40. Lebensjahr. Es entsteht am häufigsten am Zungenrand, seltener am Zungenboden oder an der Zungenspitze und infiltriert später in den Mundboden und Unterkieferknochen. Einen besonder hohen Malignitätsgrad haben die verhornenden, wenig differenzierten Plattenepithelkarzinome. Ein frühes Symptom der Tumorinfiltration in die Zunge ist der zum Ohr ausstrahlende neuralgiforme Schmerz mit zunehmenden Schluckbeschwerden. Die Fünfjahres-Überlebensrate beim Zungenkarzinom (alle Stadien) beträgt ca. 26% bei Männern und 30% bei Frauen.

Beim Zungenkarzinom und Mundbodenkarzinom sinkt die Fünfjahres-Überlebensrate drastisch bei präoperativ nachweisbaren regionalen Lymphknotenmetastasen. Hier beträgt die Fünfjahres-Überlebensrate für das Zungenkarzinom unter 20% und für das Mundbodenkarzinom unter 10%.

Das **Lippenkarzinom** befällt überwiegend Männer zwischen 60 und 70 Jahren besonders der ländlichen Bevölkerung und ist in 90% aller Fälle an der Unterlippe lokalisiert. Ätiologische Hauptfaktoren sind Pfeifenrauchen und Sonnenexposition, besonders bei Hellhäutigkeit und dispositionsatrophischer Lippenschleimhaut. Der Lippen-

krebs ist ein meist gut differenziertes Plattenepithelkarzinom mit einer Fünfjahres-Überlebensrate (alle Stadien) von über 75%, im T1-Stadium über 90% (T2-Stadium 60%, T3-Stadium 40%).

Therapie: Wie bei allen Malignomen erfolgt auch hier die Geschwulstentfernung mit einem Sicherheitsabstand von 1–1,5 cm von der klinisch erkennbaren Tumorgrenze. Inoperabilität liegt vor, wenn vitale Gewebe in unmittelbarer Nähe des Tumors liegen oder bereits von diesem ummauert werden. Ferner ist die Art der Metastasierung zu beachten. Bei **Plattenepithelkarzinomen der sog. unteren Etage** (Lippe, Unterkieferalveolarfortsatz, Zunge, Mundboden, Oropharynx und Wange) werden die regionären Lymphknoten zusammen mit dem Tumor in einem Gewebsblock (En-bloc-Prinzip) entfernt.

Sind noch keine regionären Lymphknotenmetastasen nachweisbar, wird prophylaktisch die suprahyoidale Lymphknotenausräumung durchgeführt (vom Zungenbein aufwärts bis zur Tumorregion).

Bei **positivem Lymphknotenbefund** oder bei Tumoren im T3-4-Stadium ist die **radikale Neck dissection** erforderlich (Ausräumung der Lymphabflußgebiete vom Schlüsselbein aufwärts bis zur Tumorregion). Tumoren im vorderen Mundbodenbereich erfordern die beidseitige Lymphknotenausräumung.

Je nach Lokalisation des Tumors ist zur Einhaltung der Sicherheitsgrenze oft eine partielle oder subtotale Zungen-Mundboden- und/oder Unterkieferteilresektion unumgänglich. Der Tumor gilt erst dann als radikal entfernt, wenn nach histologischer Kontrolle die resezierten Gewebsrandschnitte tumorfrei sind.

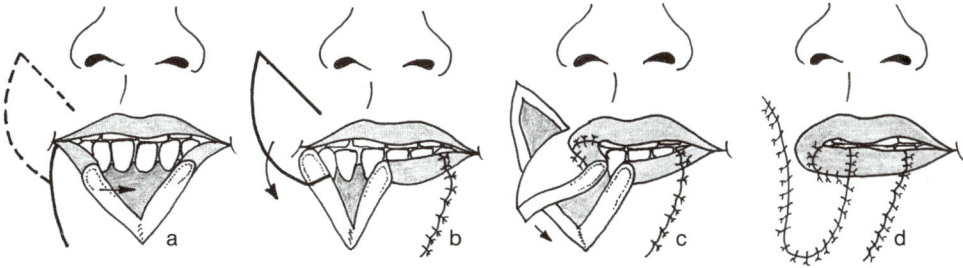

Abb. 62 a–d Exzision eines Unterlippenkarzinoms mit sofortiger Rekonstruktion durch einen modifizierten Abbe-Estlander-Schwenklappen. Die A. labialis sup. wird dabei sorgfältig geschont. Die Mundwinkelplastik erfolgt später.

Werden histologisch Lymphknotenmetastasen gefunden, schließt sich postoperativ eine **Strahlentherapie** an. Die übliche Tumordosis von 60–80 Gy wird fraktioniert meist in zwei getrennten Serien aus verschiedenen Feldern eingestrahlt, um die Strahlenbelastung des gesunden Gewebes so klein wie möglich zu halten.

Bei **primär inoperablen Tumoren** wird neben der **Strahlentherapie** die **Chemotherapie** mit Zytostatika oder in Kombination mit der Bestrahlung durchgeführt. So kann oft eine beträchtliche Tumorreduktion durch Einschmelzung hauptsächlich bei gering differenzierten Plattenepithelkarzinomen erreicht werden. Verschiedene Schemata kommen zur Anwendung, so wird nach dem Decker-Schema mit Cis-Platin und 5-Fluoruracil in 3 Zyklen verfahren. Auf diese Weise kann der Resttumor wieder operabel werden. Unter den Nebenwirkungen sind die Knochenmarksdepression und das Nierenversagen hervorzuheben.

Die **Behandlung des Lippenkarzinoms** ist weitaus günstiger. So genügt im T1-2-Stadium die Keilexzision im Gesunden mit sofortiger histologischer Randschnittkontrolle. Die primäre Defektdeckung erfolgt durch direkte Wundrandvereinigung oder mit verschiedenen plastischen Rekonstruktionsmethoden durch Lappenverschiebung aus der Wange oder der Oberlippe (Abb. 62). Bei positivem Lymphknotenbefund und T3-4-Stadium ist zusätzlich die radikale Neck dissection angezeigt. Etwa gleiche Heilungsziffern hat neben dem operativen Eingriff die Strahlentherapie im T1-Stadium. Der wesentliche Nachteil der Strahlentherapie ist die fehlende histologische Kontrolle.

Neu entwickelte Methoden in der Wiederherstellungschirurgie und Defektprothetik erlauben eine primäre Deckung der entstehenden Gesichtsweichteil-, Mundboden- und Knochendefekte durch gestielte Nahlappen oder durch gefäßgestielte Fernlappen sowie durch Überbrückungsplatten. Dadurch können die schwersten funktionellen und ästhetischen Folgen einer Tumoroperation ausgeglichen und dem Patienten eine ausreichende Lebensqualität gesichert werden. Ein anschließendes Rehabilitationsprogramm mit krankengymnastischer, logopädischer und psychologischer Betreuung schließt sich an.

Die definitive chirurgische Wiederherstellung der Operationsfolgen erfolgt frühestens nach zweijähriger Rezidivfreiheit. Zu nennen sind hier u. a. Unterkieferrekonstruktionen mit Beckenkammtransplantaten, Zungenlösung mit Mundboden-Vestibulumplastiken zur Verbesserung des Prothesensitzes.

11.3.3 Adenoidzystisches Karzinom (Zylindrom)

Dieser Tumor stellt aufgrund seines Wachstumsverhaltens mit ausgeprägter lokal-diffuser-perivaskulärer und bevorzugt perineuraler Infiltration eine **besonders bösartige Karzinomform** dar. Histologisch besteht das adenoidzystische Karzinom aus primitiven Gangepithelien und Myoepithelien, die teils glandulär-zystische (kribriforme) Zellnester, teils auch solid-trabekuläre Strukturen bilden. Der kribriforme Karzinomtyp hat dabei die schlechteste Prognose. Am häufigsten kommt das adenoidzystische Karzinom in den kleinen **Speicheldrüsen**, besonders am Gaumen, vor. Danach folgen die Glandula sublingualis, Glandula submandibularis und Glandula parotis. Das Durchschnittsalter der Patienten liegt zwischen 50 und 60 Jahren. Der Tumor wächst extrem langsam, so daß auch nicht radikal operierte Patienten noch lange, häufig über zehn und mehr Jahre dauernde Überlebenszeiten haben. Trotz langsamen Wachstums metastasiert der Tumor relativ früh hämatogen in die Lunge, oft schon vor der Diagnose des Primärtumors. Auch die Lungenmetastasen wachsen langsam. Ungünstige loko-regionäre Tumorinfiltration, frühe Metastasierung und mangelnde Sensibilität auf eine Strahlen- und Chemotherapie führen zur schlechten Prognose. Heilungschancen bestehen nur bei früh diagnostizierten kleinen Tumoren, wobei die Operation so radikal wie möglich erfolgen muß. Bei Rezidiven bleiben im allgemeinen nur Palliativoperationen übrig. Die Lungenmetastasen sind therapeutisch nicht beeinflußbar.

12 Pyogene Infektionen im Kiefer-, Gesichts- und Halsbereich

Pyogene Infektionen in diesen Bereichen haben bis zu 85% ihre Ursache in devitalen Zähnen, infizierten Alveolen oder tiefen Zahnfleischtaschen (Parodontitis marginalis, Dentitio difficilis).

12.1 Erreger und Resistenzsituation

Bei den akuten Infektionen handelt es sich in den meisten Fällen um **Mischinfekte** mit zwei bis sechs verschiedenen Erregern. Die Rate der Mischinfekte ist lokal sehr unterschiedlich und schwankt zwischen 20–70%. Etwa 75% der Weichteileiterungen gehen von den unteren tief zerstörten Molaren aus. Daher ist erklärlich, daß die meisten Infektionen nicht exogen ausgelöst werden, sondern fakultativ pathogene Schleimhautepiphyten als Erreger in Frage kommen. Ein Wandel in der Bakterienbesiedlung der Mundhöhle wurde bisher nicht beobachtet. Man kann davon ausgehen, daß es häufig zu einem **Erregersynergismus** kommt, d. h. daß sich mehrere Keime in ihrem Wachstum wechselseitig begünstigen (klassisches Beispiel ist die Aktinomykose).

Bei den pyogenen Infektionen der Mundhöhle sind ursächlich meistens grampositive Enterokokken, besonders Streptokokken beteiligt (etwa 50% aller pyogenen Infektionen). Insgesamt registriert man eine Zunahme der Streptokokkeninfekte um 10%, während die Rate der Staphylokokkeninfekte geringfügig abnahm. Typische Monoinfekte werden hauptsächlich von betahämolysierenden Streptokokken, *Staphylococcus aureus haemolyticus* und ausnahmsweise von *Pseudomonas aeruginosa* verursacht. Drastisch zugenommen haben insgesamt die Anaerobier, insbesondere Bacteroidesarten und Fusobakterien um das Dreifache. Mittlerweile sind partielle Tetracyclinresistenzen um 10% bei Streptokokken, Penicillinresi-stenzen bis zu 30% bei *Staphylococcus epidermidis* und bis zu 80% bei *Staphylococcus aureus* festzustellen. Insgesamt hat die Empfindlichkeit vieler Erreger gegenüber Betalactamantibiotika in den letzten beiden Jahrzehnten abgenommen. Eine wesentliche Ursache dieser zunehmenden Resistenz liegt darin, daß die Bakterien verstärkt Betalaktamasen bilden. Die Zunahme von Resistenzen anderer Ursachen wie der Bildung von Zellwandpenetrationsbarrieren, Veränderung der Rezeptoren u. a. hat bisher keine so große Bedeutung. Durch die deutliche Zunahme der Betalaktamasen-Aktivität haben die modernen Breitspektrumpenicilline Amoxycillin, Carbenicillin und Ticarcillin an Wirksamkeit eingebüßt. So wurde in neuerer Zeit eine Methode entwickelt, die es gestatten sollte, die für die Resistenz verantwortlichen Betalaktamasen gezielt zu inaktivieren. Aus *Streptomyces clavuligerus* wurde als Betalaktamase-Inhibitor die Clavulansäure isoliert, welche in Verbindung mit Betalaktam-Antibiotika deren volle Wirksamkeit annähernd wiederherstellt.

12.2 Chirurgische und antibiotische Therapie

Beginnende dentogene Infiltrate und Abszeßbildungen im Mund- und Kieferbereich behandelt man zunächst mit kühlen Umschlägen, wobei die Hyperämie und das Begleitödem zurückgedrängt und das Gewebe entspannt wird. Der schuldige Zahn wird trepaniert, um durch den Sekretabfluß zunächst eine Entlastung zu erreichen und eine weitere Ausbreitung zu verhindern. Eine Extraktion ist im akuten Stadium in der Regel nicht angebracht, weil das zusätzliche Knochentrauma ein erhöhtes Infektionsrisiko mit Exazerbation birgt. Ist über die Trepanation des Zahnes keine Entlastung des Gewebes zu erreichen, so ist die Trepanation des Knochens in Höhe der Wurzelspitze (Schrödersche Lüftung) indiziert. Unter dieser Behandlung wird im allgemeinen abgewartet, bis der Prozeß entweder eitrig einschmilzt (bei submukösen Abszessen Zeichen der Fluktuation) oder sich spontan zurückbildet.

Bei **Abszedierung** mit Fluktuationszeichen muß inzidiert werden. Eine in die Wunde eingebrachte Gummilasche sorgt für kontinuierlichen Sekretabfluß. Logenabszesse müssen im allgemeinen von extraoral in Intubationsnarkose inzidiert werden, wobei die Loge instrumentell ausgetastet und mit einem Gummiröhrchen drainiert wird. Erst nach Abklingen der akuten Entzündungszeichen kann der verantwortliche Zahn entweder extrahiert oder durch eine Wurzelspitzenresektion und Wurzelfüllung versorgt werden.

Eine **absolute Indikation zur Antibiotikabehandlung** liegt vor bei akuter Kieferosteomyelitis, akut eitrigen Nebenhöhlenerkrankungen mit Tendenz der Ausbreitung in die Orbita oder in den Retromaxillarraum, bei Phlegmonen im Kiefer-, Gesichts- und Halsbereich, bei allen Logenabszessen mit ernsten Begleitsymptomen wie Schluckbeschwerden, Atemnot und hohes Fieber, ferner bei septischen Prozessen und schweren Unfällen mit ausgedehnten Knochen- und Weichteilverletzungen (Bruchspaltosteomyelitis), sowie bei Leukosen, bei Radioosteomyelitis und Herdsanierung bei Patienten mit Herzklappenfehlern. Da es sich bei den odontogenen Infektionen in der Regel nicht um pharmakahochresistente, sondern eher sensible Stämme handelt, ist prospektiv therapeutisch von einer ausreichenden Aktivität aktueller Penicilline auszugehen. Dabei erfordert allerdings der *Staphylococcus aureus* aus Sicherheitsgründen die Anwendung eines penicillinasestabilen Penicillins. Beim Vorliegen von betalaktamase-bildenden Bacteroidesarten in der Mischflora ist die Kombination von Aminopenicillinen und Metronidazol, oder auch Amoxycillin in Verbindung mit Clavulansäure (Augmentan®) zu empfehlen. Diese Breitbandantibiotika sind auch immer dann zu verwenden, wenn eine Resistenzbestimmung nicht mehr durchführbar ist oder das Ergebnis der

Resistenzbestimmung nicht abgewartet werden kann. Die antibiotische Therapie bei pyogenen Infektionen erfolgt so lange, bis der Patient mindestens zwei Tage symptomfrei bleibt (fieberfrei, deutlich rückläufige Leukozytose und BSG). Eine Antibiotikaprophylaxe, z. B. nach langen ausgedehnten Operationen (Neck dissection) oder als Streuschutz bei Patienten mit Herzklappenfehlern, erstreckt sich in der Regel zwischen ein bis drei Tagen. Bei aufwendigen chirurgischen Rekonstruktionen mit Knochentransplantaten erstreckt sich die Antibiotikaprophylaxe über eine Woche.

Die vom Zahnarzt zu behandelnden Abszesse erfordern im allgemeinen keine Antibiotikabehandlung.

12.3 Aufsteigende dentogene Infektionen

Eiterungen in der Umgebung des Oberkiefers können zur Fortleitung der Abszesse in die Kieferhöhle und Orbita sowie in weitere Logen- und Spalträume der Bindegewebe, insbesondere in den retromaxillären, infratemporalen oder pterygopalatinalen Raum mit oder ohne Hirnbeteiligung führen.

12.3.1 Eitrige Sinusitis maxillaris

Bei Einbruch des Abszesses in die Kieferhöhle, ausgehend von den Seitenzähnen des Oberkiefers oder von einer infizierten Zyste, kommt es zum **Kieferhöhlenempyem** mit Spontanschmerzen und Druck-Klopfschmerzen der fazialen Kieferhöhlenwand. Es besteht Druckschmerz am Austrittspunkt des N. infraorbitalis, Klopfschmerz der Seitenzähne und eitriger Sekretabfluß an der hinteren Rachenwand. Röntgenologisch ist die Kieferhöhle entweder partiell (Spiegelbildung) oder total verschattet.

Therapeutisch werden im akuten Stadium abschwellende Nasentropfen verordnet und die Entlastung der Kieferhöhle durch eine scharfe Spülung über den unteren Nasengang oder über ein vestibuläres Bohrloch in der fazialen Kieferhöhlenwand erreicht.

Über eine hochakute Sinusitis maxillaris kann es zur Fortleitung der Infektion in die Orbita oder in den Retromaxillarraum kommen. In diesem Fall ist immer die systemische Gabe eines hochdosierten Breitbandpenicillins gegeben (s. S. 39).

12.3.2 Retromaxillarabszeß

Die Abszedierung erfolgt meist um das Tuber maxillae, häufig ausgehend von den beiden letzten Oberkiefermolaren. Zu den nicht-dentogenen Ursachen zählen Spritzeninfektionen nach Leitungsanästhesie und fortgeleitete Infektionen aus der Kieferhöhle, die infolge einer Perforation der Kieferhöhlenhinterwand bei einer scharfen Spülung auftreten kann. Die retromaxilläre Loge wird von lockerem Binde- und Fettgewebe zwischen Tuber und Schädelbasis ausgefüllt und begünstigt daher eine aufsteigende Infektion zur Fossa pterygopalatina (Flügelgaumengrube), zur Fossa temporalis und infratemporalis sowie zur Fissura orbitalis inferior. Außerdem besteht die Gefahr einer eitrigen Thrombophlebitis durch den Abszeßeinbruch in den venösen Plexus pterygoideus (Abb. 63).

Typische Symptome:

– Beginnende Kieferklemme,
– regelmäßig schmerzhafter Druckpunkt hinter dem Tuber maxillae und bei Fortschreiten der Infektion,
– Temporalödem über dem Jochbogen als Leitsymptom,

– ausgeprägte Kieferklemme (Infiltration des M. pterygoideus medialis),
– Vorwölbung hinter dem Tuber maxillae.

Stark herabgesetztes Allgemeinbefinden, Tachykardie und Fieber sind Begleitsymptome.

Therapie: In 90% der Fälle erfolgt die Abszeßinzision mit Logeneröffnung von intraoral, sonst über die Temporalregion oder von einem submandibulären Zugang mit Drainage über Gummiröhrchen. Anschließend meistens systemische gezielte Antibiotikatherapie.

12.3.3 Temporalabszeß

Dieser entwickelt sich niemals primär dentogen, sondern über fortgeleitete Eiterungen aus der Region der letzten Ober- und Unterkiefermolaren, aus der Kieferhöhle (eitrige Sinusitis maxillaris) und der Bukkalregion (Wangenabszeß). Aus der Fossa temporalis führt der weitere Infektionsweg in die Orbita über die Fissura orbitalis inferior, die mit der Fossa infratemporalis und der Fossa pterygopalatina in Verbindung steht. Temporalabszesse gehen immer mit einer Schwellung über der Temporalregion einher.

Therapie: Abszeßeröffnung immer von der Schläfe aus, wobei fast immer eine Gegeninzision im Bereich der Loge erforderlich wird, von wo der Temporalabszeß seinen Ausgang genommen hat. Neben der chirurgischen ist die chemotherapeutische Behandlung durchzuführen.

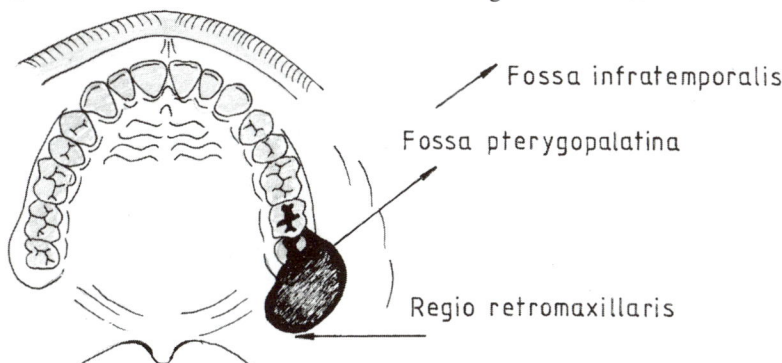

Fossa infratemporalis

Fossa pterygopalatina

Regio retromaxillaris

Abb. 63 Retromaxillarabszeß ausgehend von einem Weisheitszahn.

Abb. 63–66 (nach *Gabka, J., Harnisch, H.:* Operationskurs für Zahnmediziner. Thieme, Stuttgart 1973).

12.3.4 Orbitalabszeß

Die Orbita steht über die Fissura orbitalis inferior mit der Flügelgaumengrube in Verbindung. Eine aufsteigende Infektion durch einen Retromaxillarabszeß von der Flügelgaumengrube aus oder Infektionen der Nasennebenhöhlen können in die Orbita einbrechen. Klinisch liegen Lidödem, Protrusio bulbi, Chemosis der Konjunktiva, blau-livid verfärbte Augenlider und ausgesprochener Bulbusdruckschmerz vor. **Therapeutisch** inzidiert man in Höhe des unteren Orbitalrandes und eröffnet den Abszeß mit einer Kornzange entlang des Orbitabodens bis zur Fissura orbitalis inferior. Zusätzlich ist die Inzision der primär betroffenen Logen notwendig. Ist die gesamte Orbita betroffen, muß zusätzlich im Oberlid kaudal vom Supraorbitalrand inzidiert werden. Auch hier ist die hochdosierte Antibiotikatherapie angezeigt.

12.3.5 Hirnabszeß

Der typische Infektionsweg verläuft vom retromaxillären Raum über die Flügelgaumengrube zur Schädelbasis (Foramen rotundum). Alle dorthin fortgeleiteten dentogenen Infektionen kommen als Ursache in Frage. Ursächlich sind aber auch frontobasale Frakturen (Infektion über eine Liquorfistel) und eitrige Nasennebenhöhleninfekte (über Siebbeinzellen und Lamina cribrosa).

Typische Symptome:

- Hohes Fieber,
- Lichtscheu,
- wechselnde Pulsfrequenz,
- Nackensteifigkeit (Kernig-, Lasegue- und Brudzinsky-Zeichen positiv),
- heftige Kopfschmerzen,
- Erbrechen,
- Opisthotonus,
- Kahnbauch;

im Liquor:

- hochgradige Pleozytose (normal bis 12/3 Zellen),
- erhöhtes Eiweiß (normal 25–40 mg%),
- erhöhte Glukose (normal 40–90 mg%),
- erhöhter Liquordruck (normal 7–12 cm H_2O).

Therapie: Kreislaufstabilisierung, hochdosierte Antibiotikainfusionen und chirurgische Abszeßeröffnung.

12.4 Absteigende dentogene Infektionen

Vom Unterkiefer ausgehende Eiterungen können zu vielfältigen Logen- und Spaltraumabszessen führen, da die Infektion dieser Räume primär von jedem Zahn des Unterkiefers (seltener von einer eitrigen Speicheldrüse) möglich ist und die enge topographische Nachbarschaft dieser Logen und Spalten eine eitrige Ausbreitung begünstigt. Während die umschriebenen submukösen Abszesse des Unterkiefers meist durch eine intraorale Inzision eröffnet werden, bedürfen die tiefen Logenabszesse der extraoralen Inzision in Intubationsnarkose.

12.4.1 Sublinguallogenabszeß

Er entwickelt sich gewöhnlich halbseitig unter der Mundbodenschleimhaut und liegt direkt über dem M. mylohyoideus lateral begrenzt von der Unterkieferinnenseite und medial von der Zungenmuskulatur (M. geniohyoideus und genioglossus). Nach dorsal besteht eine Verbindung zur paarigen Submandibularloge.

Ursächlich für den Sublinguallogenabszeß sind in erster Linie die Unterkieferzähne 1–7 (Abb. 64), infizierte Zahnfleischtaschen oder gelegentlich eine Sialadenitis der Gl. sublingualis verantwortlich zu machen.

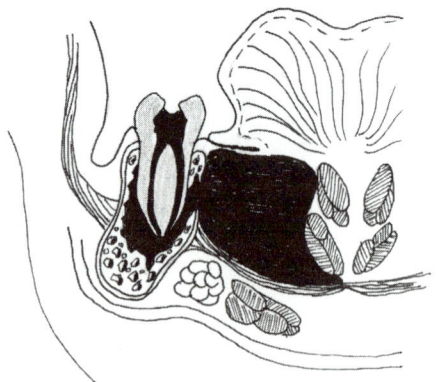

Abb. 64 Sublinguallogenabszeß lokalisiert über dem M. mylohyoideus.

Symptome:

– Halbseitige, gerötete fibrinbelegte Schwellung der Mundbodenschleimhaut,
– stark angehobener Mundboden,
– schmerzhafte Bewegungseinschränkung der Zunge,
– Schluckbeschwerden bei Ausbreitung in den hinteren Mundboden.

Ein Übergreifen der Eiterung in den Submandibularraum führt zum Submandibularlogenabszeß.

Therapie: Orale Abszeßinzision im Bereich der größten Vorwölbung und nahe am Alveolarkamm zur Vermeidung einer Verletzung des N. lingualis, des Speichelausführungsganges und größerer Gefäße.

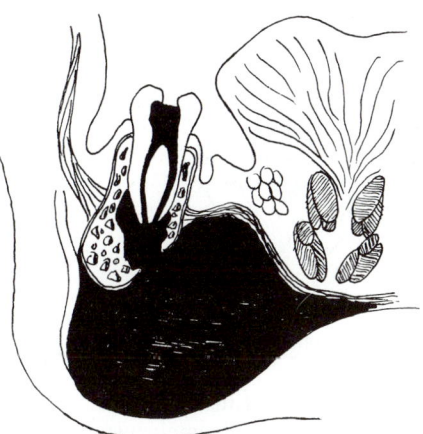

Abb. 65 Submandibularlogenabszeß.

12.4.2 Zungengrundabszeß

Als Infektionspforte kommt die Zungentonsille oder eine Fremdkörpereinspießung in Betracht. Die Fortleitung der Entzündung erfolgt in die lockere Zungenmuskulatur mit nachfolgender eitriger Glossitis. Die Symptome sind kloßige Sprache, starke Bewegungseinschränkung der Zunge, Ptyalismus, bei entsprechender Schwellung der Zunge evtl. Atembehinderung, die lebensbedrohlich werden kann. Breitet sich der Zungengrundabszeß phlegmonös aus, so kommt es zur Mundbodenphlegmone (sog. Angina Ludovici).

Therapie: Abszeßinzision von extraoral und hochdosierte systemische Antibiotikatherapie.

12.4.3 Submandibularlogenabszeß

Begrenzt vom M. mylohyoideus, M. biventer, Unterkieferkörper und der Halsfaszie abszediert die Submandibularloge infolge kariös zerstörter Unterkiefermolaren, aber auch infolge einer eitrigen Lymphadenitis oder Sialadenitis der Gl. submandibularis (Abb. 65).

Symptome:

– Druckschmerzhafte Schwellung der Regio submandibularis,
– in der Regel noch tastbarer Unterkieferrand,
– gelegentlich Kieferklemme und Schluckbeschwerden.

Die Eiterung kann sich zwischen dem M. constrictor pharyngis und M. pterygoideus medialis leicht in den Parapharyngealraum ausbreiten.

Therapie: Abszeßeröffnung von außen zwei Querfinger breit unterhalb des Unterkieferrandes (Schonung des R. marginalis). Eine zusätzliche Antibiotikatherapie ist gewöhnlich nicht erforderlich.

12.4.4 Perimandibularlogenabszeß

Der perimandibuläre Abszeß ist mit ca. 40% die häufigste Manifestation der Entzündungen im Gesichts- und Halsbereich. Die entzündlichen Sekrete und Infiltrate umgeben den Unterkiefer weitreichend, so daß anders als beim Submandibularabszeß der Unterkieferrand nicht mehr durchzutasten ist. Das häufig begleitende kollaterale Mundbodenödem kann sogar die Speicheldrüsenausführungsgänge komprimieren und den Speichelfluß behindern. Trotz der erheblich eingeschränkten und schmerzhaften Mundöffnung sollte die Mundhöhle inspiziert werden, da nur so eine eventuelle Abszeßausbreitung in die sublinguale Loge oder den parapharyngealen Raum erkennbar wird.

Symptome:

– Kieferklemme,
– Schluckbeschwerden,
– Mundbodenödem,
– Unterkieferrand nicht mehr durchtastbar,

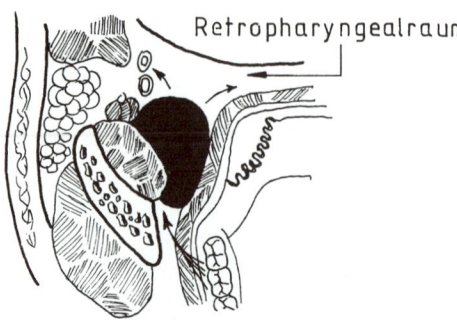

Retropharyngealraum

Abb. 66   Parapharyngealabszeß.

– Fieber um 39° Celsius,
– stark reduzierter Allgemeinzustand.

Therapie: Auch hier breite Abszeßeröffnung von außen und ausreichende Drainage. In der Regel ist eine hochdosierte Antibiose zur Verhütung einer Ausbreitung durchzuführen.

12.4.5 Parapharyngealabszeß

Der parapharyngeale Raum nimmt eine wichtige Schlüsselposition für die weitere Fortleitung pyogener Infektionen zur Schädelbasis oder zum Mediastinum ein. Ursächlich sind fortgeleitete Infektionen der letzten Unterkiefermolaren, seltener der Tonsillen.

Wichtige Symptome:
– Druckschmerz des M. sternocleidomastoideus,
– Atem- und Schluckstörungen aufgrund des ausgeprägten Ödems,
– ins Ohr ausstrahlende Schmerzen,
– Kieferklemme,
– Belüftungsstörungen der Tube,
– geröteter und geschwollener vorderer Gaumenbogen mit Verziehung des Gaumensegels und der Uvula zur Gegenseite,
– Temporalödem.

Begleitsymptome sind hohes Fieber, hohe Leukozytose mit Linksverschiebung und reduzierter Allgemeinzustand. Fortleitung der Eiterung in das vordere Mediastinum oder nach retropharyngeal in das hintere Mediastinum (Abb. 66).

Therapie: In der Regel Abszeßeröffnung vom Unterkieferwinkel aus, Austastung entlang des M. pterygoideus medialis und Erweiterung der parapharyngealen Loge

mit Drainage über ein Gummirohr. Hochdosierte Antibiotikatherapie ist häufig bereits präoperativ erforderlich.

12.4.6 Mundbodenphlegmone (Angina Ludovici)

Die heute seltenen Phlegmonen stellen immer noch die gefährlichsten Weichteilinfektionen dar und sind immer lebensgefährlich. Erreger sind hämolysierende Streptokokken und Anaerobier. Sie treten bevorzugt im lockeren Bindegewebe submandibulär und im Bereich großer Halsgefäße im Mundboden auf. Die Gefährlichkeit besteht wegen der schrankenlosen Eiterung in die Umgebung (Mediastinum, Schädelbasis) mit der Folge einer Thrombophlebitis der V. jugularis interna mit Einflußstauung und rascher Erstickungsgefahr (Glottisödem).

Symptome mit progredientem Verlauf:
– Massive Schwellung und Bewegungseinschränkung der Zunge,
– starke Vorwölbung und schmerzhafte Verhärtung des Mundbodens,
– schwerste Schluckbehinderung mit erschwerter Nahrungsaufnahme,
– zunehmende Atembehinderung durch Glottisödem (Erstickungsgefahr),
– hochgradige Kieferklemme,
– hohes Fieber, stark reduzierter Allgemeinzustand und Schocksymptomatik.

Lebensgefahr besteht auch, wenn die phlegmonöse Ausbreitung in die tiefen Halsweichteile (zervikale Phlegmone) und in das Mediastinum (Mediastinitis) erfolgt.

Therapie: Neben Kreislaufstabilisierung und Sicherung der Atemwege (Tracheotomie) sofortige breite chirurgische Eröffnung aller Gewebsspalten zugleich mit hochdosiertem Breitband-Antibiotikainfusionen.

12.4.7 Zervikale Phlegmone

Sie entsteht durch eine rasch absteigende Mundbodenphlegmone oder durch entlang der großen Gefäß-Nervenscheiden absteigende Abszesse, die sich erst im weichen Halsbindegewebe phlegmonös verändern. Starke Schluckbeschwerden und Kieferklemme sowie lebensbedrohliche Erstickungsanfälle infolge eines Glottis- und Larynxödems sind häufig. Die diffuse Eiterung kann schließlich über die Supraklavikulargrube ins Mediastinum absteigen. Die weitere Symptomatik und Therapie gleicht dem Vorgehen bei der Mundbodenphlegmone.

12.4.8 Eitrige Mediastinitis

Sie stellt eine **akut lebensbedrohliche Situation** dar mit hochgradiger Beeinträchtigung des Allgemeinbefindens:

Hohes Fieber, Schüttelfrost, Tachykardie, Tachypnoe, Erbrechen (Vagusreiz), Singultus (Phrenikusreiz), retrosternale und interskapuläre Schmerzen, Hautemphysem und obere Einflußstauung durch einen thrombophlebitischen Verschluß der V. ca-ca sup. sind Alarmsymptome.

Der Röntgen-Thorax zeigt oft ein verbreitetes Mediastinum.

Therapeutisch sind eine sofortige chirurgische Entlastung (Kollare oder parasternale Mediastinotomie) mit ausgiebiger Drainage des Mediastinums und hochdosierte Antibiotikainfusionen erforderlich.

Die Letalität liegt bei konservativer Therapie bei etwa 70%, bei chirurgischer um 30%.

13 Erkrankungen des Kieferknochens

13.1 Dentogene Osteomyelitis

Die häufigste Ursache der Kieferosteomyelitis ist der dentogene Infekt. Dazu zählen Entzündungen des apikalen und marginalen Parodonts, infizierte dentogene Zysten oder infizierte Alveolen nach einer Zahnextraktion. Eine Osteomyelitis entsteht auch, wenn eitrige Prozesse auf den Knochen übergreifen oder ein Bruchspalt von der Mundhöhle aus infiziert wird. Eine hämatogene Osteomyelitis ist sehr selten und tritt in der Regel im Säuglings- und Kleinkindesalter auf. Wichtige Faktoren in der Ätiologie sind neben der Virulenz der Erreger die Abwehrlage des Organismus. Zu den häufigsten Erregern der Kieferosteomyelitis zählt nach wie vor der *Staphylococcus aureus hämolyticus*. Bei fortgeleiteten Infektionen handelt es sich fast immer um Mischinfektionen, wobei hier der *Staphylococcus aureus* mit 60% überwiegt. Eine Kieferosteomyelitis, die durch gramnegative Keime, z. B. *Klebsiella*, verursacht wird, ist durch einen besonders foudroyanten Verlauf und eine massive rasche Einschmelzung gekennzeichnet. Bei den hämatogenen Osteomyelitiden verzeichnet man einen Rückgang an *Staphylococcus aureus* von früher 90% auf heute 60%. Als ursächliche Erreger für die Kieferosteomyelitis zählen auch die Streptokokken und gramnegative Keime, die insgesamt deutlich zugenommen haben.

13.1.1 Akute Kieferosteomyelitis

Typische Symptome sind hohes Fieber, Schüttelfrost und Schmerzen im betroffenen Kieferbereich. Sowohl der verursachende Zahn als auch alle im Ausbreitungsgebiet der Osteomyelitis stehenden Zähne werden klopfempfindlich und stark gelockert. Die Zähne können förmlich im Eiter schwimmen. Ist die Eiterung durch die Unterkieferkortikalis durchgebrochen, kommt es zu multiplen Abszessen mit Fistelbildungen.

Leitsymptom einer Unterkieferosteomyelitis ist die plötzlich auftretende Hyp- oder Parästhesie im Versorgungsgebiet des N. mandibularis (Vincent-Zeichen). Im Röntgenbild sind osteomyelitische Herde erst nach drei bis vier Wochen nach dem Krankheitsausbruch sichtbar, wenn mehr als 50% der anorganischen Substanz aufgelöst sind. Die Spongiosa weist unscharf begrenzte, wolkige Aufhellungen auf. Erst später werden abgekapselte Sequester und in deren Umgebung reaktive sklerotische Zonen sichtbar. Massive Sklerosierungen im Röntgenbild sind Zeichen für einen mindestens einen Monat bestehenden Prozeß.

Differentialdiagnostisch ist das seltene Osteosarkom und das Ewing-Sarkom des Kiefers von der Osteomyelitis abzugrenzen.

Therapie: Abszeßeröffnung und Entfernung des schuldigen Zahnes, jedoch nicht der benachbarten gelockerten Zähne, da diese nach Ausheilung der Kieferosteomyelitis wieder fest werden. Begleitend erfolgt die hochdosierte antibiotische Behandlung zunächst mit einem penicillinasefesten Penicillin (Amoxycillin und Clavulansäure, Augmentan®) und nach Resistenzbestimmung gezielte Chemotherapie mit den wirksamsten Antibiotika. Die hochdosierte Chemotherapie erstreckt sich in der Regel zwischen zwei und drei Wochen. Heilt unter dieser Therapie die akute Kieferosteomyelitis nicht aus, so kommt es zur Chronifizierung der Kieferosteomyelitis.

13.1.2 Chronische Kieferosteomyelitis

Sie entsteht meist aus einer akuten Osteomyelitis und kennzeichnet sich durch umfangreiche Sequesterbildung, osteolytische Aufhellungszonen und massive reaktive Sklerosierungen der umgebenden Knochenteile aus. Die chronische Form der Osteomyelitis manifestiert sich fast ausschließlich im Unterkiefer. Die Symptomatik ist häufig nur gering mit gelegentlichen ziehenden Schmerzen und Druckgefühl sowie Sensibilitätsstörungen und rezidivierenden Schwellungen im betroffenen Bereich. Die chronische Kieferosteomyelitis ist durch die vaskuläre Insuffizienz des erkrankten Gewebes charakterisiert. Zusätzlich ist die Reaktion des Periostes infolge der Verschwielung und Knochenneubildung vermindert. So muß die alleinige antibiotische Therapie aussichtslos bleiben, da am Ort der Infektion keine ausreichend hohen Antibiotikakonzentrationen erreicht werden. Daher muß die Therapie entsprechend dieser Situation angepaßt werden.

Therapie: Chirurgische Exkochleation, Sequestrotomie und Dekortikation der infizierten Areale zur besseren Durchblutung des Knochens. Die chirurgische Therapie kann unterstützt werden durch die Lokalanwendung von Gentamycin. Eine Kette mit Kunststoffkugeln, die Gentamycin in hohen Konzentrationen enthalten (Septopal®-Kette), wird in das Wundgebiet eingelegt und dient gleichzeitig zur Drainage des Gewebes. Aus diesen Kugeln diffundiert kontinuierlich Gentamycin, so daß eine hohe lokale, aber minimale systemische Konzentration erreicht wird. Nach zwei Wochen wird die Kette entfernt.

Eine andere Methode ist das Einbringen kontinuierlicher Antibiotikalösungen in das Wundgebiet nach Anlegen einer sog. Spülsaugdrainage.

Bei Therapieresistenz und Spontanfraktur wird der osteomyelitische Unterkieferknochen reseziert und durch ein Beckenkammtransplantat in gleicher Sitzung rekonstruiert.

13.1.3 Hämatogen-metastatische Kieferosteomyelitis

Diese geht meistens von einer Tonsillitis oder einem peritonsillären Abszeß, von einem Furunkel, einem Panaritium oder anderen Primärinfektionen aus. Auch im Verlauf einer Infektionskrankheit (Typhus, Scharlach, Diphtherie) kann eine hämatogene Osteomyelitis auftreten. Nur selten wird eine Kieferosteomyelitis hämatogen ausge-

löst. Meistens müssen neben der Bakteriämie noch andere Voraussetzungen, wie Abwehrschwäche nach Infektionskrankheiten, Kachexie und Mangelernährung, Traumen, Frakturen sowie Strahlentherapie und Vergiftungen (Phosphor) o. a. gegeben sein.

Die sog. Zahnkeimosteomyelitis des Säuglings galt früher als hämatogen bedingt, weil meistens keine Infektionseintrittspforte gefunden wurde. Heute gilt als sicher, daß die Infektion rhinogen fortgeleitet oder über kleine unauffällige Wunden in der Haut und Schleimhaut verursacht wird. Früher war diese Erkrankung wegen der sehr hohen Mortalität von fast 30% sehr gefürchtet.

Das **Krankheitsbild** ist gekennzeichnet durch plötzlich auftretende Fieberschübe mit Schwellung der Wange und Druckschmerzhaftigkeit des Alveolarfortsatzes. Begleitet von kollateralem Ödem der Augenlider mit totalem Lidschluß kann die Infektion im weiteren Verlauf auf den ganzen Oberkiefer und evtl. die Orbita übergreifen. Es kommt zu infraorbitalen, palatinalen und vestibulären Abszessen mit Einschmelzung und Sequestrierung, wobei die Zahnkeime in die Entzündung mit einbezogen und später abgestoßen werden. Als Folge sind später erhebliche Wachstumsstörungen des Oberkiefers zu erwarten. Die noch seltenere Unterkieferosteomyelitis beim Säugling führt zur Kiefergelenkzerstörung, Ankylose und zu schweren Wachstumsstörungen (Hemiatrophia faciei, Laterognathie).

Therapie: Eröffnung und Drainage der Abszesse unterstützt von hochdosierten Antibiotikainfusionen. Nach Möglichkeit Schonung und Erhaltung der Zahnkeime sowie Vermeidung ausgedehnter chirurgischer Ausräumungen.

13.1.4 Radioosteomyelitis (Osteoradionekrose)

Diese tritt als Spätveränderung nach Bestrahlung eines Tumors im Bereich der Kiefer- und Gesichtsregion auf. Bei einer therapeutischen Anwendung von Röntgenstrahlen (4000–6000 rad) kommt es am Kieferknochen zu einem Absterben der Osteozyten und Osteoblasten sowie zu einer ausgeprägten Insuffizienz des kapillären Versorgungsgebietes im Knochen. Diese Schädigung führt zu einer Verminderung der Abwehrfähigkeit gegenüber Infektionen mit dem hohen Risiko einer Osteoradionekrose. Als Infektionsursache des Kieferknochens können selbst kleinste Verletzungen der Mundschleimhaut über dem Kiefer (Prothesendruckstellen, odontogene Infektionen oder unzureichende postoperative Versorgung nach Zahnextraktionen und Osteotomien) zur unheilvollen Entwicklung einer Osteoradionekrose beitragen. Die hauptsächlich im Unterkiefer vorkommende infizierte Osteoradionekrose tritt oft erst Jahre nach der Bestrahlung auf. Die Erregerinvasion erfolgt ohne nennenswerte Gegenreaktion, so daß es ohne Abszeß- und Fistelbildung zur Knochennekrose kommt. Zudem nekrotisieren auch Anteile der über dem geschädigten Knochen gelegenen Gingiva und Schleimhäute, so daß große Teile des Knochens entblößt in der Mundhöhle liegen. Auch nach außen hin kann der Knochen entblößt sein. Der ständig fortschreitende Prozeß wird durch keine antibiotische Therapie aufgehalten. Häufig kommt es zu pathologischen Frakturen, die keine Chance zur Heilung haben, da eine Knochenneubildung durch den Verlust der Osteoblasten und durch die Periostnekrose nicht mehr möglich ist. Die großflächig infizierte Osteoradionekrose stellt ein schweres Krankheitsbild mit hoher Letalitätsrate infolge Sekundärkomplikationen dar.

Therapeutisch kommt nur noch die Kontinuitätsresektion des Unterkiefers in Frage. Sind ausreichend Weichgewebe zur Deckung vorhanden, kann der entstandene Defekt in gleicher Sitzung durch ein Beckenkammtransplantat ersetzt und durch Nah- oder Fernlappen gedeckt werden.

Wegen des schweren Krankheitsbildes ist es um so wichtiger, vor dem Beginn einer Strahlentherapie im Kieferbereich alle möglichen dentogenen Infektionsherde auszuschalten. Neben der sorgfältigen Zahnstein- und Konkremententfernung sowie Füllungstherapie der Zähne werden alle verlagerten noch nicht durchgebrochenen Zähne, alle devitalen und langsfristig nicht mehr erhaltungsfähigen Zähne mit entzündlicher tiefer Taschenbildung entfernt.

13.2 Gutartige odontogene Tumoren

Sie entstehen überwiegend aus embryonalen Gewebsresten der Zahnentwicklung und nur selten aus ausgereiftem Zahngewebe. Die odontogenen Tumoren kommen insgesamt selten vor und sind meist mesodermaler Herkunft.

13.2.1 Ameloblastom

Mit über 18% zählt das Ameloblastom zu den häufigsten odontogenen Tumoren. Hierbei sind Männer etwas häufiger betroffen als Frauen. Das Ameloblastom kommt in allen Altersstufen vor, am häufigsten zwischen dem 30. und 50. Lebensjahr. Früher sah man das Ameloblastom als einen gutartigen Tumor an, heute wird er als semimaligne eingestuft wegen seines hohen aggressiven Wachstumspotentials und der hohen Rezidivneigung. Darüber hinaus gilt als sicher, daß auch echte maligne Ameloblastome auftreten, die sich durch Lymphknoten- und Knochenmetastasen auszeichnen. Makroskopisch ist das Ameloblastom ein grau-weißer, meist solider Tumor, der histologisch in 4 Varianten unterschieden wird:

– follikulärer Typ,
– plexiformer Typ,
– Ameloblastom bei Plattenepithelmetaplasie,
– Ameloblastom bei Granularzellmetaplasie.

Alle Typen weisen gemeinsam eine einheitliche Grundstruktur auf: Epitheliale Verbände als palisadenförmige Aufreihung hochzylindrischer Zellen in Inseln angeordnet (follikulärer Typ) oder netzförmig verbunden (plexiformer Typ). Der Tumor nimmt seinen Ausgang von Resten der Zahnleiste, vom Schmelzorgan oder von Malassezschen Epithelresten. Auch auf dem Boden einer gewöhnlichen odontogenen Zyste kann ein Ameloblastom entstehen.

Der follikuläre Typ ist der häufigste Tumor und wird meist von mehreren Zysten durchsetzt. Röntgenologisch imponiert eine deutliche Osteolyse bei meist scharfer Begrenzung und durch die multiplen Zysten erhält

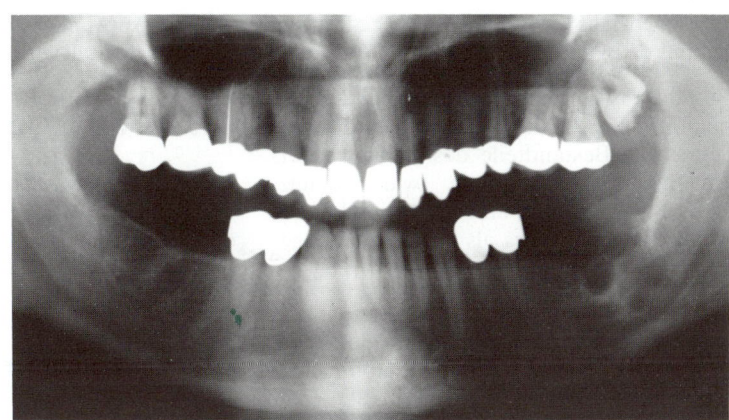

Abb. 67 Zystisches Ameloblastom im linken Kieferwinkelbereich.

man den Eindruck einer „Seifenblasen"-Struktur (Abb. 67). Bei weiterem Wachstum konfluieren die Zysten zu einem großen Hohlraum, welcher sich von einer gewöhnlichen odontogenen Zyste nicht mehr unterscheiden läßt.

Aufgrund des sehr langsamen Wachstums und der relativen Symptomarmut wird das Ameloblastom häufig sehr spät diagnostiziert. Erst wenn es zu Knochenauftreibungen gekommen ist, wird der Tumor entdeckt. Nicht selten kommt es zur Spontanfraktur des Unterkiefers.

Zu über 80% entwickelt sich das Ameloblastom im Unterkiefer, und hier meist im Kieferwinkelbereich, aber auch extraossär wird es gelegentlich beobachtet. Bei oberflächlicher Lage kommt es zu Schleimhautulzerationen und Lockerung von Zähnen, im Oberkiefer nicht selten zur Behinderung der Nasenatmung und zu Nasenbluten.

Therapie: Weil die klinische Ausdehnung des Tumors nicht mit der Ausdehnung im Röntgenbild übereinstimmt und die Rezidivquote sehr hoch ist (bis 30%), wird der Tumor radikal mindestens 0,5 cm über die makroskopische Tumorgrenze hinaus im Gesunden reseziert und der Kieferdefekt sofort mit autologem Beckenkammtransplantat rekonstruiert.

13.2.2 Odontom

Es ist ein odontogener Tumor, der ausgereifte Schmelz-, Dentin- und Zementsubstanzen in wenig differenzierter Form enthält.

Das **Dentin** bildet die **Hauptmasse** des Tumors. Man spricht von einem komplexen Odontom, wenn die Hartsubstanzen zu einem ungeordneten Konglomerat vereinigt sind. Am häufigsten ist das Odontom im Molaren- und Prämolarenbereich lokalisiert. Die Wachstumsphase liegt zwischen der Zahnentwicklung und Zahnreifung (Häufigkeitsgipfel zwischen dem 10. und

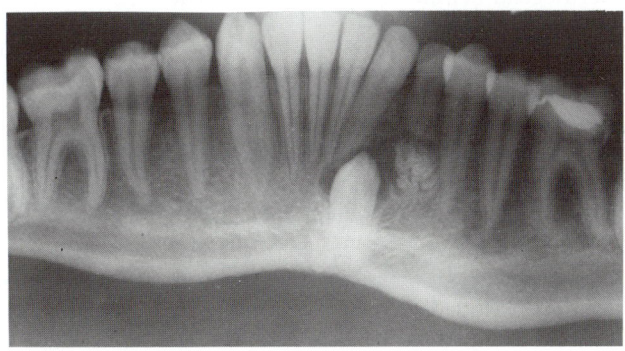

Abb. 68 Zusammengesetztes Odontom mit einem retinierten Eckzahn in der Unterkieferfront.

20. Lebensjahr). Mit zunehmender Reifung kommt das Tumorwachstum zum Stillstand.

Besteht das Odontom aus miteinander verschmolzenen zahnähnlichen Gebilden, an denen alle Bestandteile des Zahnes unterschieden werden können (wie Schmelz, Dentin, Zement und im Innern eine Pulpa), so bezeichnet man es als ein zusammengesetztes Odontom.

Im Röntgenbild (Abb. 68) zeigt sich eine wolkige, körnige und dichte Struktur, die beim zusammengesetzten Odontom sogar zahnähnliche Gebilde erkennen läßt.

Therapie: Ausschälung des Odontoms aus dem Knochen und Versorgung der Knochenhöhle wie nach einer Zystektomie (z. B. Eigenblutfüllung).

13.2.3 Zementom

Es besteht aus zementähnlichem Material, das häufig an den Zahnwurzeln, aber auch im gesamten Kieferbereich vorkommen kann. Man unterscheidet verschiedene Varianten:

a) **Zementoblastom (echtes Zementom).** Es kommt überwiegend vor bei Frauen vor dem 25. Lebensjahr besonders im Unterkiefer an den Wurzelspitzen der Molaren und Prämolaren. Histologisch imponieren nur teilweise ausgereifte Zementmassen mit deutlichen Kittlinien, die an einen Morbus Paget denken lassen.

b) **Zementbildendes Fibrom.** Diese Variante besteht aus zellreichem Gewebe mit unregelmäßigen Einlagerungen stark verkalkter zementähnlicher Substanzen und kommt überwiegend bei älteren Menschen im Unterkiefer vor.

c) **Gigantoformes Zementom.** Es stellt eine stark verkalkte azelluläre Zementmasse mit nur geringem bindegewebigen Anteil dar. Meist findet man das gigantoforme Zementom oft symmetrisch angeordnet bei weiblichen Schwarzen im mittleren Lebensalter. Der Tumor kann den Kiefer dabei erheblich auftreiben.

Therapie: Modellierende Abtragung des Tumors. Zementome an den Zahnwurzeln

werden gewöhnlich belassen, um die Zähne nicht zu devitalisieren.

13.3 Bösartige odontogene Tumoren

Auch diese Tumoren entwickeln sich aus den embryonalen Gewebsresten der Zahnentwicklung und sind meist mesodermaler Herkunft.

13.3.1 Malignes Ameloblastom

Der Tumor ist selten und entwickelt sich durch die maligne Entartung eines Ameloblastoms. Dabei kommt es zu keiner wesentlichen Änderung in der Ameloblasten-Gewebsstruktur. Der maligne Tumor wird daher erst an der Bildung von regionalen Lymphknotenmetastasen erkannt. Noch seltener entwickelt sich aus einem primären Ameloblastom ein Plattenepithelkarzinom.

13.3.2 Ameloblastisches Sarkom

Die maligne Entartung entwickelt sich hier aus einem ameloblastischen Fibrom. Wesentlich dabei ist die sarkomatöse Umwandlung der mesodermalen Komponente des Tumors, die sich in einer Polychromasie und Polymorphie der spindeligen und zum Teil aufgezweigten Zellen kenntlich macht.

13.3.3 Primäres intraossäres Karzinom

Diese Tumoren zeigen den histologischen Aufbau eines Plattenepithelkarzinoms anderer Lokalisation und können auch Strukturen eines Ameloblastoms ähneln. Sie entwickeln sich wahrscheinlich primär aus odontogenen Zysten und müssen differentialdiagnostisch von mukoepidermoiden Speicheldrüsenkarzinomen abgegrenzt werden.

13.4 Bösartige osteogene Tumoren

Die osteogenen Tumoren gehen als undifferenziertes mesenchymales Gewebe vom Periost oder Endost hervor und sind zur Knochen- und Knorpelbildung fähig. Histologisch sind die Tumoren vielgestaltig mit irregulär angeordneten Osteoblasten, Osteoid, Knochen, Knorpel, Bindegewebe, Riesenzellen und spindeligen Zellen. Sie verhalten sich unabhängig von ihrem Differenzierungsgrad sehr maligne.

13.4.1 Osteolytisches osteogenes Sarkom

Es ist der häufigste primär bösartige Knochentumor, der bevorzugt bei Männern um das 30. Lebensjahr auftritt. Der Tumor entwickelt sich aus dem Endost häufig zunächst im Alveolarfortsatz des Unterkiefers mit rapidem Wachstum und schmerzhafter Auftreibung. Das Tumorgewebe ist weich und bröckelig. Es kommt früh zu Sensibilitätsstörungen des N. mentalis, zu Zahnlockerung und Blutungen aus dem Tumor.

Histologisch setzt sich das Sarkom aus unregelmäßigen plumpen und meist spindeligen Zellen und Riesenzellen zusammen.

Das Röntgenbild zeigt entsprechend der Tumorausbreitung periostale Verkalkungen und osteolytische kortikale Aufhellungszonen, die einer Osteomyelitis sehr ähneln können.

13.4.2 Osteoblastisches (sklerotisches) Sarkom

Es entwickelt sich aus den osteogenen Schichten des Periostes und kommt meist solitär im Kieferknochen vor. Der Tumor bildet auf periostalem Weg Knochen- und atypisches Korpelgewebe. Klinisch ist der Tumor grau-weiß und von derber bis knochenharter Konsistenz.

Histologisch besteht der Tumor aus einem zellreichen Grundgewebe, das reichlich kollagene Grundsubstanz mit verkalkten Osteoidanteilen enthält: Das noch gesunde ortsständige Knochengewebe wird durch das Tumorwachstum einerseits zerstört, andererseits erfolgt gleichzeitig eine intensive Neubildung von Knochengewebe, das als dichte Bälkchen, den Spiculae, angeordnet ist.

Die osteogenen Sarkome metastasieren hämatogen sehr früh in Lunge und Knochen. Sind Fernmetastasen bereits vorhanden, ist die Prognose infaust. Solange keine Metastasen nachweisbar sind, verspricht die sofortige Resektion des Oberkiefers bzw. die Exartikulation des Unterkiefers in Kombination mit einer Polychemotherapie sowie prä- und postoperative Bestrahlung die längste Überlebensrate.

13.5 Plastische und Wiederherstellungschirurgie

Nach Tumorradikaloperationen oder schweren Knochenweichteilverletzungen entstehen ausgedehnte Gewebsdefekte, die durch wiederherstellende plastisch-chirurgische Operationstechniken wieder gedeckt werden können.

Man unterscheidet die **Primärdeckung,** die zusammen mit der Tumoroperation vorgenommen wird, von der **sekundären Defektdeckung,** die z. B. nach einer Rezidivfreiheit von 2 Jahren durchgeführt wird.

Bei der **primären Defektdeckung** werden zunächst nach einer Kontinuitätsresektion des Unterkiefers die Unterkieferstümpfe durch eine Überbrückungsplatte miteinander vereinigt und so die Unterkieferkontinuität wiederhergestellt.

Ausgedehnte Mundboden- und Wangenweichteildefekte werden mit gefäßgestielten myokutanen Lappen gedeckt. Diese Lappen bestehen aus dem ernährenden Gefäßstiel, aus Haut, Muskulatur und Subkutangewebe. Am gebräuchlichsten ist der **Pectoralismajor-Lappen,** der über die A. thoracoacromialis versorgt wird. Der Lappen kann bis zu einer Größe von ca. 15 × 30 cm präpariert werden, wobei der Gefäßstiel unter der Klavikula zu liegen kommt und unter den Halsweichteilen hinauf in den Defekt eingelagert wird.

Ein weiterer gefäßgestielter Lappen ist der **Latissimus-dorsi-Lappen,** der aus der seitlichen hinteren Thoraxwand mit der ernährenden A. thoracodorsalis präpariert wird.

Isolierte Defekte des Mundbodens werden mit einem **Platysma-Hautinsel-Lappen** ge-

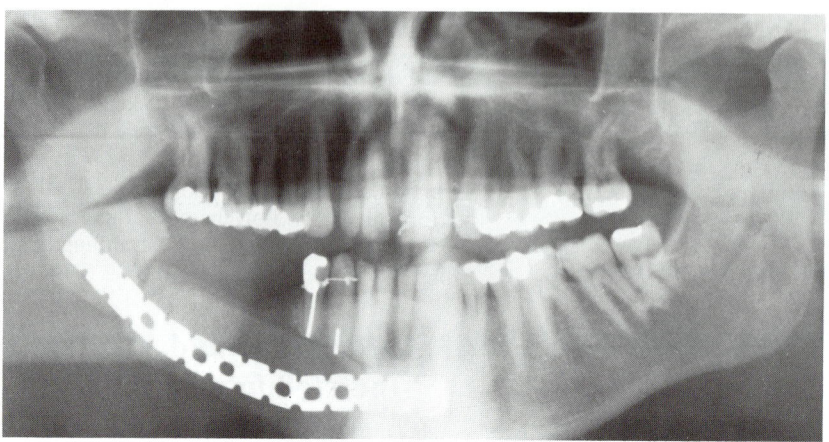

Abb. 69 Zustand nach Unterkieferrekonstruktion mit einem Beckenkammtransplantat, welches mit einer AO-Rekonstruktionsplatte stabil fixiert wurde.

deckt. Ein am Platysma gestielter Hautinsellappen wird vom lateralen Halsbereich entnommen und unter den Halsweichteilen und dem Unterkieferrand entlang in den Mundboden eingelagert und vernäht. Die Ernährung der Hautinsel erfolgt dabei über die kleinen Muskelgefäße.

Kleine Weichteildefekte werden durch Mobilisierung der umgebenden Wundränder oder durch Nahlappen geschlossen. Diese Nahlappen werden als **Verschiebe-, Transpositions- und Rotationslappen** aus der direkten Umgebung des Defektes herangezogen.

Typische Anwendung ist die Rekonstruktion nach Unterlippenteilresektionen beim Lippenkarzinom (s. S. 63).

Freie Hauttransplantate dienen zur Auskleidung von Resektionshöhlen nach Oberkieferresektionen oder zur Abdeckung großflächiger Hautwunden (z. B. nach Verbrennungen).

Mit der **sekundären Defektdeckung** werden alle diejenigen rekonstruktiven Maßnahmen durchgeführt, die bei der ersten Operation nicht sofort erfolgen konnten.

Eine der häufigsten Rekonstruktionsmaßnahmen ist die **sekundäre Osteoplastik** des Unterkiefers. Hier wird der resezierte Unterkieferteil durch ein Knochentransplantat aus dem Beckenkamm ersetzt und mit Osteosyntheseplatten stabil fixiert (Abb.

69). Das Knochentransplantat bedarf immer der antibiotischen Abschirmung. Nach erfolgreicher Einheilung wird im Rahmen der Plattenentfernung der Unterkieferkamm durch eine **Mundboden-Vestibulumplastik** prothesenfähig gemacht. Erst danach erfolgt die sorgfältige prothetische Versorgung des Patienten.

Zur Deckung größerer Nasendefekte wird ein paramedianer **gefäßgestielter Stirnlappen** mit der ernährenden A. supratrochlearis entnommen und nach Einlagerung eines L-förmigen Rippenknorpel-Transplantates als Gerüst wird eine Nase neu modelliert.

Diese Rekonstruktionsmaßnahmen werden im Rahmen weiterer Rehabilitationsschritte durch logopädische, psychologische und soziale Betreuung ergänzt.

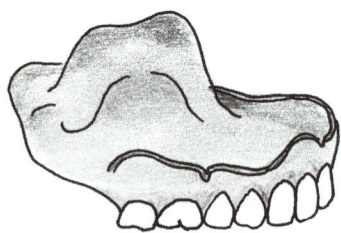

Abb. 70 Oberkiefer-Resektionsprothese. Der Prothesenhalt wird durch teleskopierende Halteelemente bewirkt, die in die Prothese eingearbeitet und an den Restzähnen befestigt werden.

13.6 Prothetische Defektdeckung

Häufig können nach radikalchirurgischen Operationen größere Gewebsdefekte des Oberkiefers, der Orbita oder der Nase nicht primär gedeckt werden. Um diese schweren funktionellen und ästhetischen Folgen einer Tumoroperation auszugleichen und dem Patienten eine ausreichende Lebensqualität zu sichern, wird eine prothetische Defektdeckung notwendig.

Das Ziel ist, durch die saubere Trennung von Nase- und Mundhöhle eine normale Sprachfunktion und Nahrungsaufnahme wiederherzustellen. Dies wird durch sog. **Resektionsprothesen** erreicht, die bis zum Verschluß von ausgedehnten Knochendefekten hauptsächlich im Oberkiefer dienen.

Die Resektionsprothesen werden über Halteelemente wie Klammern, Teleskope oder Geschiebe an den übrigen Zähnen fixiert (Abb. 70) und dichten mit ihrem Silikon- oder Akrylatkörper die Höhle ab.

Obturatoren stellen Kunststoffpfropfen dar, die besonders im zahnlosen Kiefer gleichzei-tig eine Abdichtungs- und Haltefunktion haben.

Epithesen sind Prothesen aus weichem und hautfarbenem Kunststoff, die zum Ersatz von äußeren Gesichtsteilen wie Augen, Lider, Ohren, Wangen- und Nasenteilen dienen. Die Überbrückung von umfangreichen Weichteildefekten gelingt mit diesen Epithesen. Schwerwiegende Entstellungen werden so kaschiert und die Schadensfolgen rein äußerlich gemildert, sofern eine chirurgisch-plastische Deckung zunächst oder auch definitiv nicht möglich ist. Die Epithesen werden vorteilhaft an einem Brillengestell befestigt (Abb. 71).

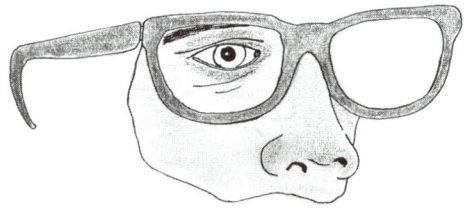

Abb. 71 Epithese mit Augen- und Nasenersatz an einem Brillengestell befestigt.

14 Kiefergelenke

14.1 Arthritis

Sie wird heute selten beobachtet, noch seltener ist die Beteiligung des Kiefergelenkes bei den akuten und chronischen rheumatischen Erkrankungen und bei spezifischen Infektionen. Mögliche **Ursache** einer akuten pyogenen Arthritis ist die Fortleitung aus der Umgebung infolge einer Otitis media, Osteomyelitis, Parotitis oder einer offenen Kiefergelenkverletzung. Die Gelenkgegend ist durch den serösen oder eitrigen Gelenkerguß druckschmerzhaft. Bewegungsschmerzen bedingen reflektorisch eine Kieferklemme oder die sog. Bonnetsche Schonhaltung, wobei der Patient den Unterkiefer zur gesunden Seite verschiebt, um das kranke Gelenk zu entlasten. Die regionären Lymphknoten sind fieberhaft geschwollen. Im Röntgenbild findet man einen verbreiterten Gelenkspalt. Komplikationen können sich durch eitrige Einbrüche in die Parotisloge und in die retromaxillären, infratemporalen sowie parapharyngealen Räume ergeben. Primär ist die Synovia entzündet, der Knorpel erst sekundär betroffen.

Therapie: Punktion des Kiefergelenkes, hochdosierte Antibiotikatherapie nach Resistogramm und möglichst frühzeitige Dehnungsübungen der Gelenke, um eine Ankylosierung des Gelenkes zu verhindern.

Bei Chronifizierung der akuten Arthritis ist der Übergang in eine Ankylose oder Arthrosis deformans möglich.

14.2 Arthrosis deformans

Sie ist eine degenerative Erkrankung mit primärer Schädigung des Gelenkknorpels und sekundärem Knochenumbau, der zur Gelenkdeformierung führt.

Die organischen Ursachen sind Zustände nach Gelenkfrakturen mit Gelenkkopfnekrose, Gelenkkontusionen oder Arthritiden sowie habituelle Luxation des Gelenkes, die zu frühem Verschleiß der Knorpelflächen führen.

Die funktionellen Ursachen liegen meist in Fehlbelastungen der Gelenke durch Okklusionsstörungen, Fehlen der seitlichen Stützzonen und neuromuskulären Störungen. Der enorme Kaudruck, der in der Schlußbißlage gewöhnlich von den Seitenzähnen aufgefangen wird, kann so direkt auf den Gelenkknorpel einwirken und diesen zerstören.

Klinisch findet man Gelenkschmerzen, Gelenkgeräusche, Bewegungsstörungen und im Röntgenbild darstellbare Deformierungen der Gelenkflächen mit Verengung des Gelenkspaltes. Gelenkschmerzen treten besonders stark beim Kauen auf. Sie nehmen oft einen neuralgiformen Charakter an und strahlen in Auge, Ohr, Hinterkopf und Zunge aus. Dieser Schmerzkomplex, verursacht durch Störungen des okkluso-artikulären Gleichgewichts, wird als Costensyndrom oder als myofaziales Schmerz-Dysfunktions-Syndrom bezeichnet. Zusätzliche Symptome sind Ohrensausen, Schwerhörigkeit, Parästhesien durch Reizung des N. auriculotemporalis und der Chorda tympani als Folge einer Kompression der Gelenkpfanne durch den überlasteten Kondylus nach kranio-dorsal. Oft sind die Kiefergelenkschmerzen von Muskelkontrakturen und Myogelosen der Kau-, Nacken- und Schultermuskulatur begleitet.

Therapie: Prothetische Wiederherstellung der Stützzonen zur Bißlagesicherung und Beseitigung von Okklusionsstörungen.

14.3 Habituelle Luxation

Neben den traumatischen Kiefergelenksluxationen wird die habituelle Luxation in eine fixierte und nicht fixierte Luxation unterteilt. Bei der **fixierten Form** treten wiederholt einseitige oder doppelseitige Ausrenkungen des Gelenkkopfes auf, bei denen der Gelenkkopf häufig durch Gähnen vor das Tuberculum articulare springt und elastisch fixiert bleibt. Der Patient kann seinen Mund nicht mehr schließen. Bei einseitiger Luxation ist der Unterkiefer zur gesunden Seite verschoben. Als Ursache kommen schlaffe Gelenkkapsel und tiefer Biß, der ständig zur maximalen Mundöffnung beim Abbeißen zwingt, in Frage.

Das Reponieren des Unterkiefers erfolgt nach dem Hippokrates-Handgriff: Nach beidseitigem Auflegen der Daumen auf die unteren Zahnreihen und Umfassung des Unterkieferrandes mit den übrigen Fingern wird der Unterkiefer kräftig nach unten gezogen, wobei die Kondylen über das Tuberculum articulare wieder in die Gelenkpfanne gleiten.

Bei der **nicht fixierten Luxation** tritt der Kondylus am Ende jeder maximalen Öffnungsbewegung vor das Tuberculum articulare und gleitet ungehindert beim Mundschluß wieder zurück.

Dabei entsteht oft am Ende der Öffnungsbewegung das sog. terminale Gelenkknaken. Ein intermediäres Knackgeräusch entsteht häufig durch die ruckartige Bewegung des knorpeligen Discus articularis in einem schlaffen Gelenk während der Öffnungsbewegung.

Die diagnostischen Rückschlüsse, die man aus der Unterscheidung von intermediärem und terminalem Gelenkknacken zu ziehen versucht hat, sind nicht sehr aufschlußreich, da die Knackgeräusche auch beim Gesunden durch verkrampfte oder falsche Führung des Unterkiefers zustande kommen können. Die nicht fixierte Luxation tritt vorwiegend bei Jugendlichen infolge Okklusions- und Artikulationsstörungen (Gleithindernisse, Frühkontakte) sowie Parafunktionen (Pressen, Knirschen) bei psycholabilen, streßbelasteten Patienten auf.

14.4 Subluxation

Sie liegt vor, wenn Diskus und Gelenkkopf gegeneinander verschoben sind. Ist der Kondylus vor den Diskus verlagert, ist zwar die Mundöffnung nicht behindert, aber der Zusammenbiß auf der kranken Seite. Dies führt zur Abweichung der Unterkiefermitte zur gesunden Seite. **Ursache** ist häufig eine Muskelverspannung mit Diskoordination der Mm. pterygoidei laterales und stellt nur ein Begleitsymptom der Myoarthropathie dar. Auffällig dabei ist oft ein terminales Knacken im betroffenen Gelenk. Meist ist die spontane Rückführung des Gelenkkopfes möglich.

Bei fixierter Subluxation wird die Reposition vorsichtig nach vorheriger Lokalanästhesie versucht. Ist die Reposition des Gelenkkopfes und des Diskus nicht möglich, muß der Diskus auf operativem Weg reponiert und zur Vermeidung einer erneuten Vorverlagerung zusätzlich fixiert werden.

14.5 Ankylose

Der bindegewebigen oder knöchernen Verwachsung des Kiefergelenkes geht immer die Zerstörung des Gelenkknorpels voraus. Häufige Ursachen sind intrakapsuläre Kapitulumfrakturen bei Kindern, die unerkannt zur allmählichen Kieferklemme mit Unterkieferwachstumshemmung führen.

Therapie: Bei bindegewebiger Ankylose konservativer Therapieversuch durch Dehnübungen oder Dehnung in Narkose. Meistens jedoch ist die Resektion des zerstörten Kiefergelenkes und die Implantation einer Silastikscheibe zur Ausbildung einer Neuarthrose erforderlich. Bei Kindern mit Wachstumsstörungen des Unterkiefers kann der Kiefergelenkfortsatz durch ein autologes Rippenknorpelknochentransplantat ersetzt werden.

15 Erkrankungen und Verletzungen des Nervensystems im Kiefer- und Gesichtsbereich

15.1 Idiopathische Trigeminusneuralgie

Die Pathogenese ist bis heute nicht restlos geklärt. Elektronenmikroskopisch wurden im Ganglion semilunare Hypermyelinisationen neben Demyelinisationen festgestellt, die zu Kurzschlüssen zwischen den Axonen und dadurch zu spontanen oder durch afferente Reize (Triggermechanismen) provozierten Entladungen mit anschließender Refraktärperiode (sogenanntes schmerzfreies Intervall) führen können. Auch mechanische Alteration der Nervenwurzel an ihrem Austrittspunkt aus dem Stammhirn durch aberrierende Gefäßschlingen wurden als Ursachen erkannt.

80% der Erkrankten sind älter als 50 Jahre, weniger als 6% sind 40 Jahre oder jünger. Tritt bei jüngeren Patienten eine Trigeminusneuralgie auf oder liegt diese beidseits vor, so muß an multiple Sklerose, Hirntumor oder Aneurysma gedacht werden. Frauen sind häufiger betroffen als Männer, die rechte Gesichtsseite häufiger als die linke. Am häufigsten ist der zweite Ast des N. trigeminus befallen, danach der dritte Ast. Sehr selten sind der erste Ast, der N. lingualis und N. buccalis betroffen. Folgende **Charakteristika der idiopathischen Trigeminusneuralgie** lassen sich zusammenfassen:

- Blitzartige Attacken,
- äußerst intensiver Schmerz,
- nur Bruchteile von einer Minute Dauer,
- typisch verzerrtes Gesicht (Tic douloureux),
- stets gleiche Seite,
- stets gleiche Lokalisation,
- meist Ober- oder Unterkiefer,
- dutzende Attacken pro Tag,
- Auslösung durch Sprechen, Kauen, Berührung (Triggermechanismus),
- Projektionsschmerz (nur im Versorgungsgebiet des betroffenen Nervenastes),
- schmerzfreies Intervall (Refraktärphase),
- Patienten über 50 Jahre alt.

Therapie: Als das eindeutig wirksamste Pharmakon für die medikamentöse Therapie der Trigeminusneuralgie ist das psychotrope, antiepileptisch wirksame Carbamazepin (Tegretal®, Timonil®) allgemein anerkannt. Der Wirkungsmechanismus ist unbekannt. Das Carbamazepin wird nach Wirkung dosiert. Anfangs werden bis zur Schmerzfreiheit täglich zwischen 600 bis 1200 mg verabreicht, danach reduziert man auf jene Dosis, die gerade noch Beschwerdefreiheit garantiert. Die Erhaltungsdosis kann zwischen 100–600 mg pro Tag liegen. Wird das Medikament nach Erreichen der Schmerzfreiheit abgesetzt, kommt es meistens zum Rezidiv. Wichtige Nebenwirkungen sind Gleichgewichtsstörungen, Übelkeit, Schwindel, selten Leukopenie. In leichteren Fällen einer Trigeminusneuralgie vermögen täglich mehrfach durchgeführte periphere Nervblockaden mit lokalen Langzeitanästhetika (z. B. Carbostesin®, Depot-Impletol®) über mehrere Stunden Schmerzfreiheit, oder sogar Remissionen für eine längere Zeit, zu erzielen. Auch durch eine periphere Nervverödung mit 70–80%igem Alkohol läßt sich ebenfalls die Schmerzleitung für mehrere Monate unterbrechen. Schmerzfreiheit für mehrere Jahre erzielt man durch eine periphere Neurexhairese. Sie wird mit einer dauernden Anästhesie im Versorgungsgebiet des Nerven erkauft. Mit einem Rezidiv ist in ca. zwei bis drei Jahren zu rechnen, wenn sich der Nerv bis dahin regeneriert hat.

Haben die bisherigen therapeutischen Maßnahmen fehlgeschlagen, so sind heute die mikrochirurgische Dekompression oder die sogenannte selektive Thermokoagulation im Ganglion semilunare die chirurgische Therapie der Wahl. Das Verfahren nach Sweet beruht auf der selektiven Thermokoagulation von markscheidenlosen Schmerzfasern ohne Verlust der peripheren Sensibilität. So sind andere neurochirurgische risikoreiche

Verfahren wie die Elektrokoagulation und retroganglionäre Wurzeldurchschneidungen in den Hintergrund getreten.

15.2 Symptomatische Trigeminusneuralgie (neuralgiformer Gesichtsschmerz)

Während die idiopathische Trigeminusneuralgie als typische Erkrankung keine sichere Ursache hat, liegt der symptomatischen Trigeminusneuralgie fast immer eine konkrete und meist therapierbare Ursache zugrunde. Mögliche **Ursachen** sind:

- Pulpitiden und Parodontitiden,
- verlagerte Zähne,
- Prothesendruckstellen,
- Knochen- und Weichteilinfektionen,
- Tumoren (besonders Karzinome),
- Kieferhöhlenentzündungen,
- Kiefergelenkerkrankungen und Myoarthropathien,
- iatrogene und traumatische Nervläsionen u. a.

Der neuralgiforme Schmerz bei der symptomatischen Trigeminusneuralgie kann dem der idiopathischen Trigeminusneuralgie sehr ähneln. Er ist aber nicht immer genau auf das Ausbreitungsgebiet eines Trigeminusastes lokalisiert und weist nicht den typischen Anfallscharakter auf, auch fehlen Triggermechanismen, motorische und vegetative Mitreaktionen. Die Therapie besteht zumeist in der Beseitigung der Ursache. Bleiben die neuralgiformen Schmerzen bestehen, so muß eine Ursachenfahndung auch anderer Fachgebiete wie der Neurologie, HNO und Ophthalmologie eingeleitet werden.

15.2.1 Herpes zoster des N. trigeminus

Ca. 15% der Herpes zoster-Erkrankungen spielen sich im Trigeminusbereich ab, wobei der zweite und dritte Ast des Nerven am häufigsten betroffen ist. Einseitig lokalisierte, dunkelrote Flecken und Bläschen mit anfangs klarem, später eitrigem Inhalt treten auf der Haut und Schleimhaut streng auf das Dermatomgebiet lokalisiert auf. Nach Aufplatzen der Bläschen entstehen verkrustete Erosionen. Begleitet sind diese Effloreszenzen von heftigen neuralgiformen Gesichtsschmerzen und Sensibilitätsausfällen im betroffenen Nervenast, die noch nach Jahren immer wieder auftreten. Betroffen sind häufig Patienten über 50 Jahre oder Patienten mit Immunschwäche. Ausgeprägte Zosterneuralgien sind medikamentös schlecht und chirurgisch überhaupt nicht beeinflußbar.

15.3 Atypische Gesichtsneuralgien

Darunter versteht man diejenigen Gesichtsschmerzen, die das Schmerzgebiet weit über das Versorgungsareal des betroffenen Hirnnerven überschreiten und neben dem Anfallscharakter besonders deutlich von vegetativ-vaskulären Erscheinungen (Prosopalgie, Sympathalgie) begleitet werden.

15.3.1 Neuralgie des Ganglion pterygopalatinum (Sluder-Neuralgie)

Symptome: Entsprechend dem Versorgungsgebiet des Ganglion brennende Schmerzen im Gaumen, Oberkiefer, Nasenwurzel und inneren Augenwinkelbereich, begleitet von Niesanfällen und übermäßiger Nasensekretion.

Mögliche Ursachen: Entzündliche Prozesse in der Kiefer- und Keilbeinhöhle sowie in der Fossa pterygopalatina (Retromaxillarabszesse).

15.3.2 Neuralgie des N. intermedius (Hunt-Neuralgie)

Symptome: Paroxysmale Schmerzen vor und hinter dem Ohr, ausstrahlend in den Nasen-Rachen-Raum mit Geschmacksstörungen der vorderen Zunge, Hörminderung.

Mögliche Ursachen: Affektion des Ganglion geniculi durch neurotrope Viren (Herpes zoster oticus).

15.3.3 Neuralgie des N. glossopharyngeus (Sicard-Neuralgie)

Symptome: Stechende Schmerzen im Rachen, an der Zunge und im Kieferwinkel-Hals-Bereich bei Reizung bestimmter Triggerzonen (Tonsille, Uvula und Zungengrund), begleitet oft von Geschmacksstörungen, Reizhusten und veränderter Speichelsekretion.

Mögliche Ursache: Abnorm verlängerter Processus styloideus.

15.3.4 Neuralgie des Ganglion ciliare (Charlin-Neuralgie)

Symptome: Paroxysmale Schmerzen im inneren Augenwinkel mit starker vegetativer Begleitreaktion von Tränenfluß, Hypersekretion, Anschwellen der Nasenschleimhaut, perikorneale Injektion der Bindehaut, Hornerscher Symptomenkomplex (Ptosis, Myosis, Enophthalmus).

Ursache: unbekannt.

15.3.5 Aurikulotemporalis-Syndrom (Frey-Syndrom)

Symptome: Schmerzen periaurikulär und temporal einhergehend mit Hautrötung und Schweißsekretion vor dem Ohr meist ausgelöst durch sekretorische Reize bei sauren und stark gewürzten Speisen (sog. Geschmacksschwitzen).

Mögliche Ursachen: Nach Infektionen, Traumen oder Operationen der präaurikulären Region (Parotitis, Parotidektomie, Kiefergelenksresektionen u. a.), Fehlinnervation von regenerierenden Fasern des N. aurikulotemporalis, die entlang sympathischer Nervenbahnen Schweißdrüsen mit innervieren.

15.3.6 Bing-Horton-Syndrom

Symptome: Meistens nachts ein- bis zweistündig dauernde, von Tränenfluß, Nasensekretion und Gesichtsrötung begleitete, streng halbseitige Kopfschmerzen, besonders im Augen- und Schläfenbereich. Es sind hauptsächlich Männer betroffen.

Ursache: unbekannt.

15.4 Sensibilitätsstörungen des N. trigeminus

Sensibilitätsstörungen äußern sich in Anästhesie (totaler Gefühlsausfall), Hypästhesie (Gefühlsminderung), Parästhesie (Fehlempfindung wie Ameisenlaufen und Kribbeln) und seltener in einer Hyperästhesie (übermäßige Empfindung).

15.4.1 N. infraorbitalis

Gefühlsstörungen entstehen häufig durch Einklemmung bei Mittelgesichtsfrakturen (Jochbein- oder Le Fort II-Fraktur), seltener bei Kieferhöhlenoperationen durch Narbenzüge.

Therapeutisch erfolgt die Nervdekompression durch Fragmentreposition oder Neurolyse durch Lösung der Narbenzüge. Die Prognose einer mikrochirurgischen Nervrekonstruktion ist sehr unsicher.

15.4.2 N. mandibularis (N. alveolaris inferior, N. mentalis)

Sensibilitätsausfälle entstehen häufig bei dislozierten Unterkieferfrakturen, wobei der Nerv im knöchernen Canalis mandibulae entweder gequetscht oder zerrissen wird. Iatrogene Verletzungen entstehen gelegentlich bei allen dento-alveolären Osteotomien im Seitenzahnbereich, insbesondere bei der operativen Entfernung retinierter und verlagerter Weisheitszähne und Wurzelspitzenresektionen. Auch bei der retromolaren sagittalen Unterkieferosteotomie (sog. Progenie-Operation) ist der N. mandibularis hochgradig gefährdet. Sensibilitätsausfälle äußern sich in der Taubheit einer Unterkiefer- und Unterlippenseite.

15.4.3 N. lingualis

Wegen der anatomischen Nähe zum unteren Weisheitszahn ist die Verletzungsgefahr hier besonders groß. Aber auch bei der Exstirpation der Glandula sublingualis und beim Arbeiten mit der Trennscheibe ist eine entsprechende Nervschädigung möglich. Die Folgen sind Taubheit und Geschmacksverlust einer Zungenhälfte, Taubheit der Mundbodenschleimhaut und der lingualen Gingiva auf der verletzten Seite. Bei kompletter Durchtrennung des N. lingualis kann die mikrochirurgische Nervrekonstruktion versucht werden.

15.5 Lähmung des N. facialis

15.5.1 Idiopathische Fazialislähmung

Diese ist auch unter dem Synonym rheumatische oder Bellsche Lähmung bekannt. Sie wird vermutlich durch eine **Druckschädigung des Nerven** nach einer Ödembildung im engen Knochenkanal des Felsenbeines verursacht.

Auch ein Virusinfekt kann die oben beschriebenen Veränderungen auslösen. Die Erkrankung beginnt plötzlich, meist über Nacht und nicht selten nach einer stärkeren Abkühlung des Gesichtsbereiches. In ca. 80% der Fälle ist die periphere Fazialislähmung nur vorübergehend. In 20% der Fälle werden elektrodiagnostisch bereits Axondegenerationen festgestellt. Bei ca. 5–10% dieser Fälle schreitet die Axondegeneration trotz Kortisontherapie weiter fort. Sind bereits über 90% der Axonen degeneriert, so ist die dringliche Indikation zur **Dekompressionsoperation** gegeben. Das Prinzip besteht in der Entlastung der Nervfasern durch Freilegung des Nervs und Schlitzung seiner Scheide. In der Anfangsphase einer idiopathischen Fazialisparese ist die Therapie konservativ: Kortisonstoß, Stellatumblockade und niedermolekulare i. v.-Dextran-Infusionen.

Eine **Sonderform** der idiopathischen Fazialislähmung ist das sog. **Melkersson-Rosenthal-Syndrom.** Das Syndrom geht mit rezidivierenden Fazialisparesen, einer Faltenzunge, Cheilitis und einem Gesichtsödem einher. Auch hier ist die Ätiologie nicht geklärt, eine Kortisontherapie ist unbefriedigend und die Prognose sehr zweifelhaft.

15.5.2 Traumatische Fazialislähmung

Ihr liegt häufig eine traumatische **Ursache** bei Schädelbasisfrakturen sowie Weichteilverletzungen und Operationen im Mittelohr, Wangen- und Parotisbereich zugrunde. Bei 10–20% aller Pyramidenlängsfrakturen und in 50% aller Pyramidenquerfrakturen tritt eine Fazialisparese auf. Innerhalb der ersten 24 Stunden posttraumatisch sind 75% der Frühlähmungen voll ausgebildet. 90% der Spätlähmungen heilen spontan ab. Die Spätlähmungen haben ihre Ursachen in einer sekundären Kompressionswirkung durch postoperatives Ödem oder Hämatom.

Klinisch äußert sich die periphere Fazialislähmung je nach Fazialisast im Ausfall der mimischen Muskulatur: hängender Mundwinkel, verstrichene Nasolabialfalte, weite Lidspalte, Lidschluß nicht möglich. Verdrehen der Bulbi beim Lidschluß nach oben (Bellsches Phänomen). Bei Schädigung vor dem Abgang der Chorda tympani treten Geschmacks- und Sekretionsstörungen im vorderen Zweidrittel der Zunge auf. Die Tränensekretion sistiert beim Ausfall des N. petrosus superficialis major. Die Prognose der Fazialisparese richtet sich nach Art der Läsion. Nur die Elektrodiagnostik hilft diejenigen Fälle herauszugreifen, die eine rasche Axondegeneration entwickeln und deshalb ohne Dekompression sonst zu einer Defektheilung führen würden.

15.6 Wiederherstellungschirurgie des N. trigeminus und N. facialis

Ausfälle des N. facialis und des N. trigeminus treten als Folge verschiedenartiger Läsionen auf, deren Grad davon abhängt, inwieweit die Kontinuität des Nerven noch erhalten und in welchem Segment die Läsion lokalisiert ist.

Bei Kompressionen, Quetschungen oder Strangulationen im knöchernen Kanal oder direkten Verletzungen des Nerven durch Knochensplitter genügt in der Regel die Freilegung des Nerven mit evtl. Schlitzung der Nervenscheide.

Chirurgische Behandlungsmöglichkeiten:

1. **End-zu-End-Naht:** Ist der Nerv komplett durchtrennt bei absolut spannungsfrei liegenden Stümpfen, so werden diese nach vorangegangener Epineuriumresektion perineural miteinander anastomosiert.

2. **Autologe Nerventransplantation:** Bei großen Defekten, die keine spannungsfreie Vereinigung der angefrischten Nervenstümpfe erlauben, werden die Defekte durch ein autologes Nerventransplantat überbrückt. Als Spendernerv kommen der autogene N. suralis, N. auricularis magnus oder N. cutaneus femoris lateralis in Frage.

3. **Fazio-faziale Anastomose:** Hier werden bei größeren Defekten einzelne Fazialisäste der funktionstüchtigen Gegenseite durch freie autologe Nervtransplantate mit den gelähmten Nerven verbunden (sog. Cross-face-Anastomose).

4. **Hypoglossus-Fazialis-Anastomose:** Hier wird der periphere Fazialisstamm mit dem durchtrennten zentralen Stumpf des N. hypoglossus verbunden. Obwohl die Reinnervation mit dem Preis einer Hypoglossuslähmung erkauft wird, erzielt man mit dieser Methode heute die besseren funktionellen Erfolge als mit der fazio-fazialen Anastomosentechnik.

5. **Muskelplastik** (muskuläre Neurotisation): Bei alten Lähmungen, die bereits zu einer Degeneration der motorischen Endplatten und Inaktivitätsatrophie der Muskelfasern geführt haben, wird anstelle einer aussichtslosen Ersatz-Nervenplastik eine operative Transposition eines Massetersegmentes zum Mundwinkel und eines Temporalissegmentes zum Lidwinkel durchgeführt. Die so vom motorischen Anteil des N. trigeminus versorgten Muskelsegmente führen zu einer Beweglichkeit der gelähmten Gesichtsseite. In der Anfangsphase ist diese Beweglichkeit zunächst an die Kaubewegung gekoppelt, erst in langen Übungsbehandlungen lernt der Patient, durch bestimmte Kaubewegungen die Innervation der Gesichtsmimik von der eigentlichen Kaubewegung zu trennen.

6. **Muskel-Faszien-Zügelplastik:** Die Zügelplastik besteht aus einer Fascia lata, die in die Augenlider und in den Mundwinkel eingelagert und am M. temporalis aufgehängt wird. Bei Kaubewegungen werden die Lider und der Mundwinkel über die Faszienzügel angehoben.

16 Traumatologie

In den meisten Fällen handelt es sich um kombinierte Weichteil- und Knochenschädigungen durch die Zunahme von Verkehrsunfällen, die eine interdisziplinäre enge Zusammenarbeit von Anästhesisten, Neurochirurgen, Mund-Kiefer-Gesichtschirurgen, HNO- und Augenärzten zur optimalen Versorgung und Wiederherstellung des Patienten erfordern.

16.1 Zahnluxation

Darunter versteht man die Verlagerung eines Zahnes in seiner Alveole mit mehr oder minder starker Schädigung des Parodonts. Befindet sich der Zahn außerhalb der Alveole, spricht man von einer kompletten Zahnluxation. Ein **vollständig luxierter Zahn** kann erfolgreich replantiert werden, wenn durch das Trauma die Wurzelhaut nicht zerstört oder eingetrocknet ist oder der Zahn sich länger als zwei Stunden außerhalb der Mundhöhle befunden hat.

Eine **unvollständige Zahnluxation** kann mit oder ohne Dislokation des Zahnes in seiner Alveole einhergehen. Bei einer starken Dislokation ist immer mit einem Abriß der Sharpeyschen Fasern und des Nerven-Gefäßbündels an der Wurzelöffnung zu rechnen. Der Zahn ist devital und reagiert nicht mehr bei der Vitalitätsprüfung.

Bei einer **Zahnintrusion** kann dieser wie ein Keil in den Alveolarknochen eingetrieben werden, wobei die Zahnkrone im Zahnfach verschwindet. Bei Milchzähnen besteht dabei die Gefahr einer Zahnkeimschädigung. Intrudierte Zähne können sich, besonders bei Jugendlichen, spontan wieder einstellen, ansonsten müssen sie kieferorthopädisch eingestellt werden.

Jede Zahnluxation ist immer von einer **Zahnlockerung** unterschiedlichen Grades begleitet. Luxierte Zähne sind zunächst zu reponieren und mit interdentalen Drahtligaturen oder Kunststoffschienen für vier bis sechs Wochen ruhigzustellen. Außerdem sind devitalisierte Zähne nach Einheilung endodontisch zu behandeln.

16.2 Zahnfraktur

Zahnfrakturen können im Kronen- oder Wurzelbereich als Quer-, Längs- und Splitterfrakturen auftreten. Ein wichtiges Kriterium für die Therapie einer Zahnfraktur ist die Eröffnung der Pulpa und die Lokalisation des Bruches. Kronenfrakturen ohne Pulpaeröffnung können in der Regel durch geeignete adhäsive Restaurationsmaterialien (Composite- oder Glasionomer-Kunststoffe) oder Verblendkronen versorgt werden. Bei Kronenfrakturen mit Pulpaeröffnung ist vorher eine direkte Überkappung der Pulpa zu ihrer Vitalerhaltung durchzuführen. Kronenfrakturen im Bereich des Zahnhalses erfordern immer eine Vitalexstirpation der Pulpa mit anschließender Wurzelkanalfüllung. Danach kann die Wurzel zur Aufnahme eines Stiftzahnes herangezogen werden. Bei Wurzelquerfrakturen im mittleren und apikalen Bereich bei vitaler Pulpa wird der frakturierte Zahn durch einen Schienenverband an den Nachbarzähnen ruhiggestellt. Ist der frakturierte Zahn jedoch devitalisiert, kann eine intradentale Schienung mit einem Metallstift bei gleichzeitiger Wurzelfüllung versucht werden.

16.3 Frakturen des Mittelgesichtes

Die Einteilung der Mittelgesichtsfrakturen wird entsprechend ihrer Lokalisation vorgenommen. Sie werden in laterale, zentrale und zentrolaterale Frakturen unterschieden (Abb. 72).

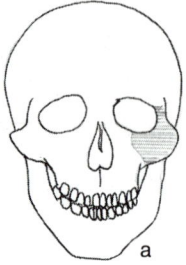 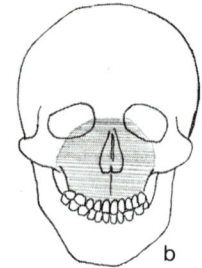 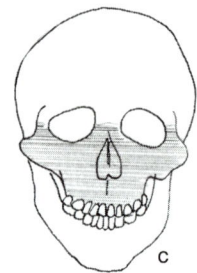

a   b   c

Abb. 72 a–c Mittelgesichtsfrakturen: a) laterale, b) zentrale und c) zentrolaterale Frakturen.

Die lateralen Frakturen betreffen das Jochbein und den Jochbogen, die zentralen Frakturen im wesentlichen die Maxilla einschließlich Nasen-, Tränen- und Siebbeinregion mit Vomer und Flügelgaumenfortsatz, während die zentrolateralen Frakturen eine totale Trennung zwischen Gesichts- und Hirnschädel bedeuten.

16.3.1 Laterale Mittelgesichtsfrakturen

a) **Jochbein-Jochbogen-Frakturen.** Das Jochbein ist mit 25% aller Mittelgesichtsfrakturen der am häufigsten verletzte Knochen. Die Frakturlinien verlaufen vom lateralen Orbitarand abwärts entlang der lateralen Orbitawand zur Fissura orbitalis inferior und nach vorn über den Orbitaboden zum Infraorbitalrand und weiter über die faziale Kieferhöhlenwand zur Crista zygomatico-alveolaris und über die dorso-laterale Kieferhöhlenwand wieder zurück zur Fissura orbitalis inferior. Je nach Dislokation des Jochbeines können große Areale des Orbitabodens mosaikartig einbrechen. Eine Jochbeinfraktur ist häufig von einer Jochbogenfraktur begleitet. Isolierte Jochbogenfrakturen sind oft typisch V-förmig nach temporal mit drei Frakturlinien angeordnet. Klinisch imponieren massive Schwellung der Augenlider, Monokelhämatom, temporales Hyposphagma und Eindellung der lateralen Gesichtsprominenz. Häufige Befunde sind auch Hypästhesie oder Anästhesie des N. infraorbitalis, Enophthalmus, Bulbustiefstand mit Diplopie und Stufenbildung des lateralen und inferioren Orbitalrandes. Zur röntgenologischen Standarddiagnostik ge-

hören hier die NNH- und Korbhenkelaufnahmen.

Therapie: Nach perkutaner Hakenzugreposition des imprimierten Jochbeines wird die Fixation, ausgehend von Hautschnitten am lateralen Ende der Augenbraue bzw. im Sulkus des Unterlides, mit Miniplatten (Abb. 73) oder Drahtnähten vorgenommen. Der eingebrochene Orbitaboden wird operativ dargestellt und mit Lyodura oder einer resorbierbaren PDS-Schale (Polydioxanon) abgedeckt. Der imprimierte Jochbogen muß von temporal oder von vestibulär isoliert reponiert werden.

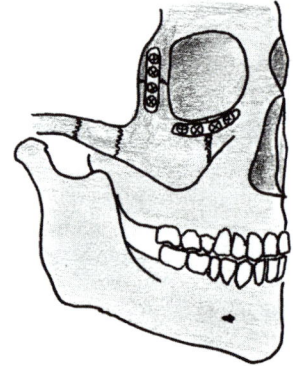

Abb. 73 Miniplattenosteosynthese nach Hakenzugreposition des Jochbeins.

b) **Isolierte Orbitabodenfrakturen.** Isolierte Orbitabodenbrüche entstehen entweder durch eine plötzliche intraorbitale Drucksteigerung (sog. Blow-out-Mechanismus), wobei der schwächste Teil der Augenhöhle, der Orbitaboden, einbricht oder durch direkte Knochentransmission einer von außen am Orbitarand einwirkenden Kraft. Die Kraftbelastung reicht aber offenbar nicht aus, den kräftigen Infraorbitalrand zu bre-

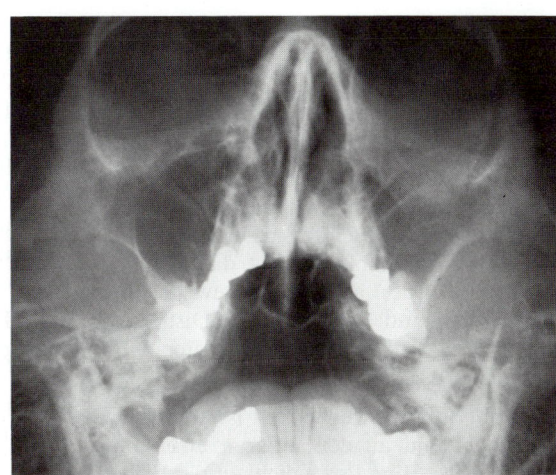

Abb. 74 Weichteilschatten am Dach der Kieferhöhle (sog. hängender Tropfen) bei einer Orbitabodenfraktur links.

chen, erzeugt aber doch genug Verformungsenergie, die auf den Orbitaboden weitergeleitet diesen frakturieren kann. Das klinische Bild ähnelt dem einer Jochbeinfraktur mit Einbruch des Orbitabodens ohne feststellbare Bruchlinien oder Diastasen am Orbitarand. Häufig sind Sensibilitätsstörungen des N. infraorbitalis und Bewegungseinschränkung des Bulbus nach oben durch Inkarzeration des M. rectus inf. mit entsprechenden Doppelbildern festzustellen. Lidödem, Lidhämatom, Enophthamus, Hyposhagma und Nasenbluten sind obligate Befunde.

Röntgendiagnostik: Auf der NNH-Aufnahme erscheint der zur Kieferhöhle (Abb. 74) prolabierte Orbitainhalt als halbkugeliger Weichteilschatten am Dach der Kieferhöhle („hängender Tropfen"). Zur genaueren Diagnostik sind Schichtaufnahmen im fron-

talen und seitlichen Strahlengang notwendig.

16.3.2 Zentrale und zentrolaterale Mittelgesichtsfrakturen

Hierunter werden alle Frakturformen des Mittelgesichts zwischen Nasenwurzel und Alveolarfortsatz des Oberkiefers gezählt (Abb. 75).

Alveolarfortsatzfrakturen und Le Fort I-Frakturen zeichnen sich durch abnorme Beweglichkeit der gesamten Zahnreihe mit Okklusionsstörungen aus. Nasenblutungen treten durch Einrisse der Kieferhöhlen-, Nasen- und Septumschleimhaut auf. Bei der Perkussion eines Zahnes im frakturierten Kieferteil hört man einen typisch dumpfen Schachtelton. Begleitsymptome sind oft Ödeme und Hämatome der Oberlippe und

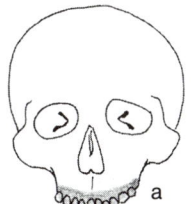
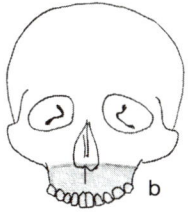
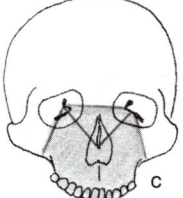
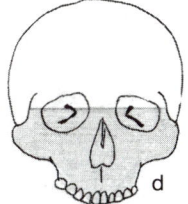

Abb. 75a–d Frakturformen des Mittelgesichts.

a) Alveolarfortsatzfrakturen,

b) Le Fort I: Querfrakturen der Maxilla mit horizontaler Absprengung in Höhe des Nasen- und Kieferhöhlenbodens,

c) Le Fort II: Pyramidalfraktur mit Absprengung der Maxilla mit oder ohne Nasenbeteiligung,

d) Le Fort III: Absprengung des gesamten Mittelgesichtes von der Schädelbasis.

der Wange. Meist sind Stufen an der Crista zygomaticoalveolaris tastbar.

Die **Le Fort II Frakturen** (Pyramidalfrakturen) zählen zu den schwersten zentralen Mittelgesichtsfrakturen mit ausgeprägten Weichteilschwellungen und Brillenhämatomen infolge Einblutung in die Orbitae. Durch Absinken der frakturierten Skelettanteile nach dorsokaudal ist das Mittelgesicht neben der abnormen Beweglichkeit verlängert und abgeflacht (Dish-face). Gleichzeitig entsteht ein frontal offener Biß mit einem pseudoprogenen Profil.

Eine abnorme Beweglichkeit ist an der Nasenwurzel und an den unteren Orbitarändern tastbar. Eine Beweglichkeit der beiden Oberkieferhälften mit Diastemabildung zwischen den mittleren Schneidezähnen weist auf eine zusätzliche Sagittalfraktur des Oberkiefers hin. Bei Zerreißung der A. maxillaris entstehen erhebliche Weichteilschwellungen und massive Blutungen innerhalb kürzester Zeit.

Die **Le Fort III Frakturen** kommen als totale isolierte Mittelgesichtsabsprengung nur selten vor. Häufig liegt eine kombinierte Mittelgesichtsfraktur vom Typ Le Fort II mit Jochbeinfrakturen, zusätzliche Sagittalfraktur und Le Fort I Fraktur vor. Stufen sind im Bereich der Sutura zygomaticofrontalis mit nur geringer Beweglichkeit tastbar.

Einblutung in die periorbitale Region, Tiefstand des Auges mit Doppelbildern und Sensibilitätsstörungen des N. infraorbitalis sind fast regelmäßig vorzufinden. Frakturen im Nasenwurzelbereich gehen oft mit einer sattelförmigen Einsenkung des Nasenrückens einher. Durch Einstauchung des Nasenrückens in die Siebbeinregion werden die medialen Lidbänder abgerissen, was einen Telekanthus zur Folge hat.

Zur Diagnostik der Mittelgesichtsfrakturen werden in erster Linie NNH-Aufnahmen und Korbhenkelaufnahmen durchgeführt. Frakturlinien und Diastasen erkennt man am Infraorbitalrand, am lateralen Orbitalrand, an der lateralen Kieferhöhlenwand (Crista zygomaticoalveolaris) und am Jochbogen. Meist sind die Kieferhöhlen verschattet (Hämatosinus). Zur weiteren Diagnostik sind Schichtaufnahmen erforderlich.

Therapie: Grundsätzlich erfolgt die Fixation des frakturierten Mittelgesichtes am Schädel unter gleichzeitiger Wiederherstellung einer regelrechten Okklusion. Dazu dient der Unterkiefer als Bezugsebene. Alveolarfortsatzfrakturen können direkt mit Drahtbogenkunststoffschienen oder Miniplastschienen stabilisiert werden. Die Le Fort I–III-Frakturen bedürfen häufig der operativen Reposition und Fixation an den Schädel über kraniofaziale Drahtaufhängungen (Abb. 76) oder direkt mit Osteosynthese-Miniplatten (Abb. 77).

Kranofaziale Drahtaufhängung wird als Jochbogenaufhängung bei Le Fort I- und II-Frakturen vorgenommen, bei denen das Jochbein nicht frakturiert ist. Eine Stirnbein-

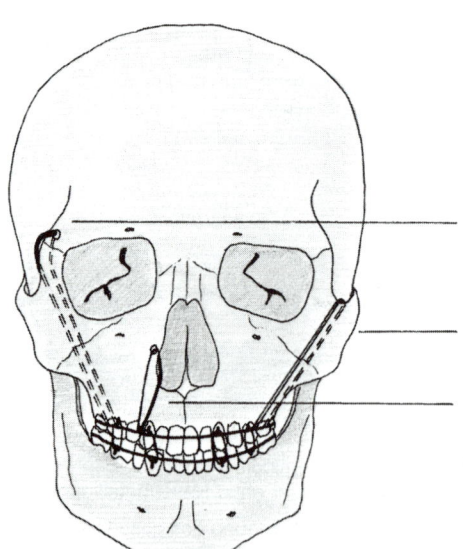

Stirnbeinaufhängung

Jochbeinaufhängung

Aufhängung an der Apertura piriformis

Abb. 76 Möglichkeiten einer Drahtaufhängung bei Frakturen des Mittelgesichts.

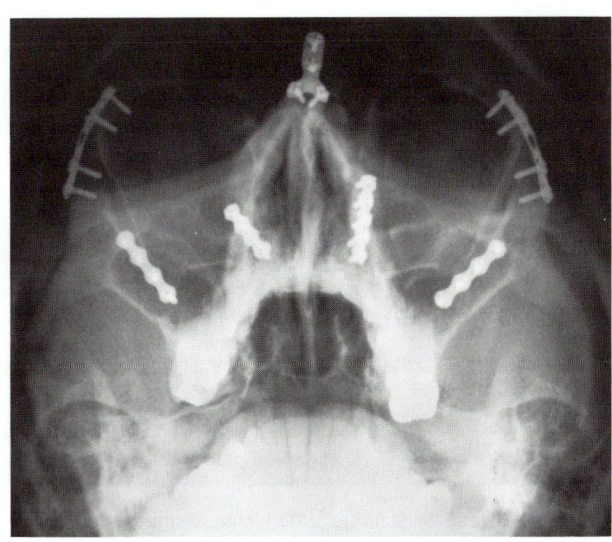

Abb. 77 Miniplattenosteosynthese einer kombinierten Le Fort-II- und III-Fraktur.

aufhängung kommt in der Regel mit gleichzeitiger Miniplattenosteosynthese der Frakturstelle an der Sutura zygomaticofrontalis zur Anwendung.

Die alleinige **Miniplattenosteosynthese** ist hauptsächlich bei Frakturen mit typischem Bruchlinienverlauf im periorbitalen Bereich, an den Jochbein- und Nasenpfeilern (Crista zygomaticoalveolaris und Apertura piriformis) gebräuchlich (Abb. 77).

16.4 Frakturen des Unterkiefers

Etwa 50% aller Gesichtsschädelfrakturen betreffen den Unterkiefer. Die Frakturlinien verlaufen häufig entlang von anatomischen Schwachpunkten, den sog. **Prädilektionsstellen:** paramedian, Eckzahn-, Kieferwinkel- und Kiefergelenkbereich. Mit ca. 25% ist der Eckzahnbereich die häufigste Lokalisation für eine Unterkieferkörperfraktur, danach folgt mit 15% die Kieferwinkelregion. Ein besonderer Schwachpunkt ist der Kiefergelenkfortsatz, der in 30% aller Unterkieferfrakturen mitbetroffen ist.

Die **Alveolarfortsatzfrakturen** finden sich meist in der Frontzahngegend und sind häufig mit Frakturen und Luxationen der Zähne kombiniert. Dabei ist das Fragment des Alveolarfortsatzes vom basalen Kieferkörper losgelöst und die Gingiva eingerissen.

Frakturen im **Median- und Paramedianbereich** entstehen meist durch direkte Krafteinwirkung gegen das Kinn oder indirekt als Überbiegung des Kinnbogens. Nicht selten frakturiert zugleich der Kiefergelenkfortsatz (Abb. 78 u. 81).

Doppelseitige Paramedianfrakturen (sog. Unterkiefermittelstückfrakturen) verursachen durch das Zurücksinken des Mundbodens und der Zungenmuskulatur eine Atembehinderung, welche nur durch Intubation oder frühzeitige Stabilisierung der Fraktur behoben wird.

Laterale Unterkieferkörperfrakturen werden meist durch die gegensätzliche Wirkung von Mundöffner- und Mundschließermuskeln disloziert, wobei erhebliche Diastasen auftreten.

Eine direkte Gewalteinwirkung von unten gegen den Kieferwinkel hat Frakturen im Kieferwinkel und aufsteigenden Unterkieferast zur Folge (Abb. 79).

Kiefergelenkfortsatzfrakturen kommen isoliert oder kombiniert mit Unterkieferkörperfrakturen vor; sie entstehen meist durch biegende oder abscherende Kräfte. Dabei unterscheidet man Kapitulum-, Kollum- und Kollumbasisfrakturen.

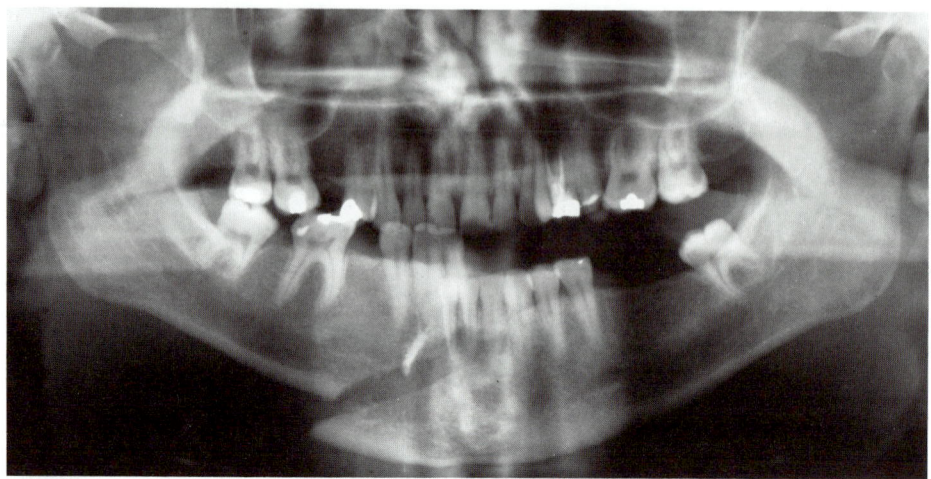

Abb. 78 Dislozierte schräge Unterkieferparamedianfraktur.

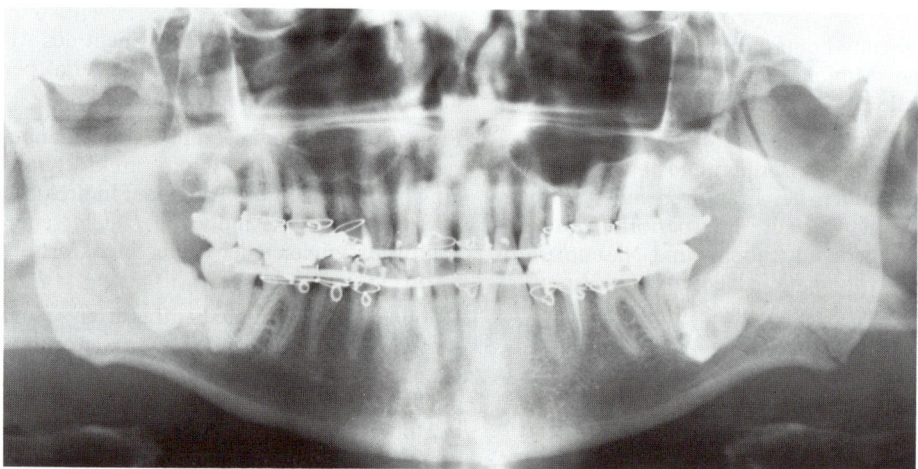

Abb. 79 Mit intraoralen Drahtbogenkunststoffschienen immobilisierte Fraktur im linken aufsteigenden Unterkieferast.

Bei doppelseitigen Kiefergelenksfrakturen sinkt der Unterkiefer durch den Zug der lateralen Flügelgaumenmuskeln nach hinten, und es entsteht eine starke Okklusionsstörung mit frontal offenem Biß. Die schwerste Frakturform stellt die Kiefergelenksluxationsfraktur dar.

Klinisch sind die Unterkieferfrakturen meist an den klassischen Frakturzeichen erkennbar: abnorme Beweglichkeit, Krepitation und Deformierung. In der Regel findet sich eine erhebliche Störung der Okklusion und der Bewegungsfunktion. Die schmerzhaften

Unterkieferbewegungen bedingen eine reflektorische Ruhigstellung, die sich als Kieferklemme manifestiert. Sensibilitätsstörungen im Unterlippenbereich weisen auf eine frakturbedingte Läsion des N. alveolaris inf. hin. Bruchspalthämatome können zu erheblichen Schwellungen führen.

Zur Röntgendiagnostik gehören Aufnahmen in zwei Ebenen: die Panoramaschichtaufnahme (OPG) und die p. a. Unterkieferaufnahme nach Clementschitsch. Ergänzend kommen die Unterkiefer-Aufbißaufnahme zur Erkennung einer Dislocatio ad latus und

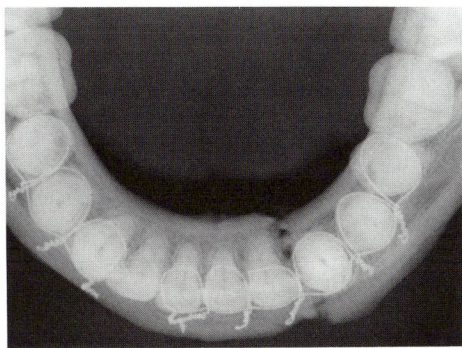

Abb. 80 Provisorisch mit Drahtligaturen versorgte Unterkieferparamedianfraktur.

Zahnfilme zur Abklärung von Zähnen, die im Bruchspalt stehen, hinzu (Abb. 80).

Therapie: Frakturen im zahntragenden Kieferteil stellen immer eine offene Fraktur dar und bedürfen der antibiotischen Abdeckung vom Unfalltag an, um eine Bruchspaltosteomyelitis zu vermeiden. Ein im Bruchspalt befindlicher Zahn kann vorerst belassen werden, wenn dieser nicht frakturiert oder kariös tief zerstört ist.

Die Frakturstabilisierung kann häufig konservativ durchgeführt werden durch Einbinden von Drahtbogenkunststoffschienen an die Ober- und Unterkieferzahnreihe mit anschließender intermaxillärer Verschnürung in regelrechter Okklusion für 3–4 Wochen.

Stark dislozierte Mehrfachfrakturen im Unterkieferkörper erfordern fast immer die operative Reposition und Stabilisierung mit Osteosyntheseplatten (Miniplatten oder AO-Kompressionsplatten, Abb. 81).

Kiefergelenksfrakturen werden mit Ausnahme der Kollumbasisfraktur nicht chirurgisch, sondern konservativ-funktionell behandelt. Nach einer Immobilisierungsphase von 8–10 Tagen erfolgt die aktive funktionelle Nachbehandlung mit redressierenden Gummizügen oder mit einem kieferorthopädischen Aktivator-Monoblock.

Kiefergelenksfrakturen kombiniert mit Unterkieferkörperfrakturen werden ebenfalls funktionell nach einer kurzen Immobilisierungsphase behandelt, Voraussetzung dafür ist jedoch die stabile Plattenosteosynthese im Unterkieferkörperbereich. Eine frühzeitige funktionelle Nachbehandlung verhindert erhebliche Funktionseinbußen durch Verwachsung und Ankylose im Gelenkbereich. Da sich bei Kindern eine Plattenosteosynthese wegen Gefährdung der Zahnkeime verbietet, wird die Unterkieferkörperfraktur mit einer Kunststoffkappenschiene stabilisiert, die über die Unterkieferzahnreihe mit perimandibulären Drahtumschlin-

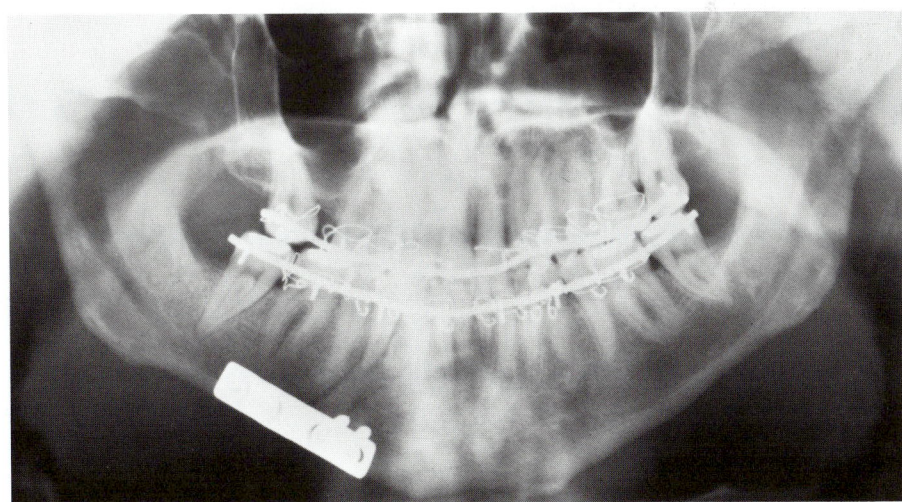

Abb. 81 Stabil versorgte Unterkieferkörperfraktur mit einer AO-Kompressionsplatte. Die linksseitige Kollumbasisfraktur wird über die Drahtbogenkunststoffschiene immobilisiert.

gungen fixiert wird. Zur Immobilisierung des Unterkiefers (bei gleichzeitiger Kiefergelenksfraktur) kann dieser an der Spina nasalis ant. über eine Drahtschlinge aufgehängt werden.

16.5 Chirurgie der Gesichtsweichteile

Bei Weichteilverletzungen ist grundsätzlich unter Beachtung plastisch-chirurgischer Prinzipien vorzugehen, da spätere Korrekturmaßnahmen oft entbehrlich werden.

Bei Beachtung folgender Prinzipien ist es möglich, auch umfangreiche Weichteilverletzungen so zu versorgen, daß befriedigende Ergebnisse in Funktion und Ästhetik erzielt werden können. Unbedingte Voraussetzung dafür ist die **absolute Ruhigstellung der Wunde.** Gewährleistet wird dies nur durch eine vorherige sorgfältige Stabilisierung der darunterliegenden Skelettanteile. Folgende **Regeln** sind zu beachten:

1. Sorgfältige Entfernung von Fremdkörpern (Glassplitter usw.) und Knochen-splittern mit nachfolgender Wundreinigung mit Wasserstoffperoxyd- und Kochsalzlösung.

2. Erhaltung aller, auch kleinster noch durch schmale Brücken gestielter Gewebsteile, besonders im Bereich der Augenlider, der Nasenöffnung und Mundspalte.

3. Wiedervereinigung durchtrennter mimischer Muskeln.

4. Vermeidung von postoperativen Narbenzügen durch Anbringen mehrerer Z-Plastiken besonders bei ausgedehnten, quer zu den Spannungslinien der Haut verlaufenden Wunden.

5. Freie Transplantation bei Substanzverlusten, wie die Wundabdeckung mit Spalthauttransplantaten oder Wundverschluß durch Nah- und Fernlappenplastiken.

6. Bei Verletzung des N. facialis primäre, spannungslose Nervennaht oder Transplantation des N. suralis oder auricularis magnus.

7. Rekonstruktion des durchtrennten Parotisausführungsganges über einem Kunststoffkatheter.

17 Hemmungsfehlbildungen

17.1 Lippen-Kiefer-Gaumen-spalten

Spalten im Lippen-Kiefer-Gaumenbereich sind neben den Extremitätenanomalien die häufigsten aller Fehlbildungen. Man rechnet heute mit einem Spaltenkind auf 500 Geburten. Etwa 13% aller Spaltenbildungen betreffen die Lippe oder Lippe und Kiefer, etwa 57% sind durchgehende Lippen-Kiefer-Gaumenspalten, und nahezu 30% entfallen auf die isolierten Gaumen- und Velumspalten.

Ätiologie: Die am häufigsten anzutreffenden Lippen-Kiefer-Gaumenspalten sind bis zu 30% der Fälle erbbedingt, wobei für die doppelseitige vollständige Lippen-Kiefer-Gaumenspalte (im Volksmund Wolfsrachen genannt) ein rezessiver und für die isolierten Gaumenspalten ein dominanter Erbgang angenommen wird. Die Wiederholungshäufigkeit von LKG-Spaltformen in einer Familie liegt bei gesund erscheinenden Eltern für ein zweites Kind mit einer Lippen-Kiefer-Spaltform bis zu 5% und mit einer isolierten Gaumenspalte bis zu 2%. Ist ein Elternteil Spaltträger und das erste Kind ohne Fehlbildung, so ist beim zweiten Kind bis zu 2% mit einer Lippen-Kieferspalte und bis zu 7% mit einer isolierten Gaumenspalte zu rechnen. Hat aber unter den gleichen Voraussetzungen das erste Kind eine Spalte, so liegt die Wahrscheinlichkeit für eine Lippen-Kiefer-Spaltform für ein zweites Kind bei 17%, für isolierte Gaumenspalten bei 14%.

Neben dem Alter der Eltern und einer erblichen Disposition werden auch folgende Einflüsse diskutiert: Rötelninfektion im ersten Trimenon, Unterernährung oder Mangel an Vitamin A, B und D, Alkoholabusus, Strahlenexposition, Sauerstoffmangel und häufige hypoglykämische Zustände bei Diabetikerinnen. Experimente scheinen zu bestätigen, daß eine Prophylaxe mit Vitamin B_1 (Aneurin) bei gefährdeten Müttern in den ersten beiden Monaten einer neuen Schwangerschaft die Spalthäufigkeit deutlich reduzieren kann.

17.1.1 Spaltformen (Abb. 82)

Die Spaltbildung kann nur die Lippe oder den Kiefer oder isoliert den Gaumen sowie Lippe, Kiefer und Gaumen gemeinsam entweder ein- oder doppelseitig betreffen.

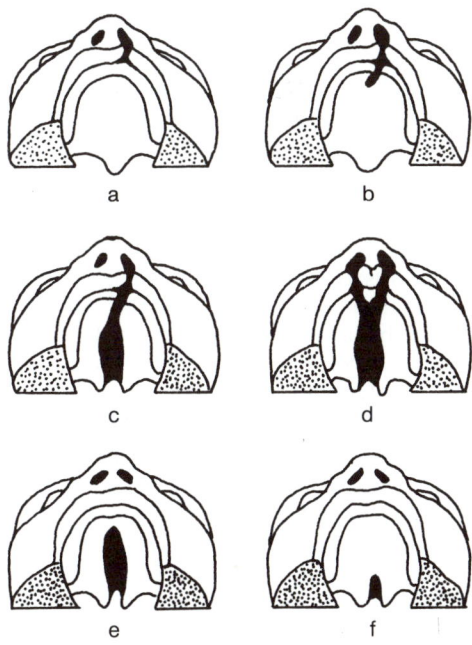

Abb. 82a–f Spaltformen (nach *Langmann, J.:* Medizinische Embryologie. Thieme, Stuttgart 1974).

a) Einseitige vollständige Lippenspalte

b) Einseitige vollständige Lippen-Kieferspalte

c) Einseitige vollständige Lippen-Kiefer-Gaumenspalte

d) Doppelseitige vollständige Lippen-Kiefer-Gaumenspalte (Wolfsrachen)

e) Isolierte Spalte des weichen und harten Gaumens

f) Isolierte Spalte des weichen Gaumens

Folgende Formen werden unterschieden:

1. Die **einseitige Lippenspalte:** Sie liegt im Bereich der Philtrumkante und weist alle Übergänge auf von der Lippenkerbe bis zur vollständigen Lippenspalte. Ist auch der Ringmuskel (M. orbicularis oris) von der Spaltbildung betroffen, so ist der Nasenflügel in typischer Weise seitlich verzogen. Infolge der Lippenspalte wird auch das Vestibulum oris im Spaltbereich nicht ausgebildet. Es fehlt die labiale Bedeckung.

2. Die **doppelseitige Lippenspalte:** Sie ist seltener als die einseitige Lippenspalte. Der Nasensteg steht zwar median, die Nasenflügel sind aber beiderseits seitlich verlagert. Deutlicher ist die gestörte Ausbildung des Vestibulum oris, bei denen das Prälabium direkt mit dem Alveolarfortsatz des Zwischenkiefers ohne Ausbildung eines Mundvorhofs verbunden ist.

3. Die **ein- und doppelseitigen Lippen-Kieferspalten:** Ebenfalls selten. Die Spaltbildung reicht bis in den Oberkiefer-Alveolarfortsatz hinein. Im Kieferspaltbereich ist auch die Zahnkeimanlage von der Fehlbildung betroffen. So kann der seitliche 2. Schneidezahn doppelt angelegt, gespalten sein oder fehlen.

4. Die **einseitige vollständige Lippen-Kiefer-Gaumenspalte:** Mit 57% ist sie die häufigste Fehlbildung. Sie erstreckt sich von der Lippe bis zum Zäpfchen des weichen Gaumens und verläuft im Bereich der Lippe, des Naseneingangs und des Oberkieferbogens seitlich und im Gaumen in der Mitte.

5. Die **doppelseitige vollständige Lippen-Kiefer-Gaumenspalte:** Hier ist der vordere Bereich auf beiden Seiten gespalten, so daß der Mittelteil der Lippe und des Oberkiefers (der sog. Zwischenkiefer) bürzelartig vorsteht. Der Zwischenkiefer hängt an der Nasenscheidewand und ist elastisch. Der Mundvorhof fehlt im Spaltbereich.

6. Die **isolierten Gaumenspalten:** Sie liegen stets in der Mitte und können auf den weichen Gaumen beschränkt sein oder bis in den harten Gaumen reichen. Eine

Sonderform ist die unter der intakten Schleimhaut gelegene Muskelspalte des weichen Gaumens (sog. submuköse Spalte). Sie wird oft bei der Geburt übersehen, da die intakte Schleimhaut die Spalte völlig überdeckt. Ein operativer Verschluß ist immer erforderlich, weil sich sonst später eine nasal offene Sprache entwickelt.

17.2 Behandlungskonzept der Lippen-Kiefer-Gaumenspalten

Heute werden die LKG-Spalten von sog. Spaltzentren an größeren Kliniken unter Mitarbeit folgender Fachdisziplinen durchgeführt:

– Mund-Kiefer-Gesichtschirurgie,
– Kieferorthopädie,
– Logopädie,
– Hals-Nasen-Ohrenheilkunde,
– Zahnerhaltung und Prothetik.

Verschiedene, zeitlich aufeinander abgestimmte Behandlungsmaßnahmen beginnen bereits beim Neugeborenen, die folgende Problemstellung berücksichtigen müssen:

Ein später Verschluß des Gaumens und des Segels führt zu erheblichen Störungen des lautlichen, sprachlichen und damit auch psychosozialen Entwicklungsablaufs.

Schon im 1. Lebensjahr entstehen durch die Reifung des neuromuskulären Systems Sprachbewegungsmuster, die das weitere Erlernen von Lauten ermöglichen. Durch die Spaltbildung werden die Sprachbewegungsmuster gestört, so daß daraus resultierende sprachliche Deformierungen immer mehr zu Engrammen werden, je älter das Kind wird. Das führt dann zur spalttypischen Deformation von ganzen Lautgruppen, bis hin zur Vokalsprache (Rhinolalia aperta). Um eine weitere Fixierung der deformierten Lautbildung zu verhindern und das Erlernen von schwierigeren Lauten (wie g, k, r, sch) nach dem 2. Lebensjahr zu ermöglichen, ist der Gaumen möglichst früh zu schließen.

Ein möglichst später Gaumenverschluß wird jedoch zur Verhinderung von Wachstumsstörungen im Oberkiefer gefordert. Heute

Tabelle 7

Alter	Primär-operationen	Kiefer-orthopädie	HNO	Logopädie	Sekundär-operationen
Neugeborene 3–6 Monate	Lippenplastik	Eingliederung einer Trink- und Saugplatte			
12 Monate	Veloplastik		Paracentese, Paukendrainage		
3–4 Jahre	Gaumenplastik mit Knochen-einlagerung		Audiometrie	Sprachtherapie	Velopharyn-goplastik, Nasensteg-verlängerung
7–12 Jahre		Orthodontische Therapie mit Multiband-Geräten			Lippen-korrekturen
15 Jahre					Septorhino-plastik
18 Jahre					Dysgnathie-Operationen (Le Fort I-Osteotomie)

weiß man jedoch, daß mit dem 3. Lebensjahr über 80% des knöchernen Oberkieferwachstums bereits abgeschlossen sind, so daß durch einen operativen Eingriff zu diesem Zeitpunkt keine wesentlichen Wachstumshemmungen zu erwarten sind.

Aufgrund dieser Problematik sind unterschiedliche Behandlungsmaßnahmen entwickelt worden. Dabei sind die Verfahren und die Zeiten für den operativen Verschluß der Lippen-Kiefer-Gaumenspalten nicht in allen Behandlungszentren einheitlich.

An der Klinik für Mund-Kiefer-Gesichtschirurgie Marburg ist das folgende Konzept einer Behandlung in mehreren Phasen üblich (Tab. 7):

17.2.1 Präoperative kieferorthopädische Frühbehandlung

Diese Behandlung beruht auf der Erfahrung, daß der Säuglingskiefer gut auf orthodontische Kräfte reagiert und dadurch Lagekorrekturen der Kiefersegmente möglich sind. Die verlagerten Kiefersegmente werden durch Eingliederung einer Kunststoff-

Gaumenplatte zu einem annähernd harmonischen Kieferbogen ausgeformt und nachentwickelt, wobei auch der Spaltbereich verschmälert wird. Die Gaumenplatte stellt zudem die Trennung von Mund- und Nasenhöhlen sowie die Normalisierung der Zungenlage her. Damit wird auch die Nahrungsaufnahme verbessert. Die Plattenbehandlung beginnt bereits beim Neugeborenen und endet in der Regel mit dem Verschluß des weichen Gaumens.

17.2.2 Lippenplastik

Der Verschluß der Lippenspalte wird in der Regel im Alter von 3–6 Monaten durchgeführt. Bei doppelseitigen Spalten wird häufig zuerst eine Lippenseite und 4–6 Wochen später die zweite Seite verschlossen. Dabei werden ein transversaler Verschluß und eine vertikale symmetrische Verlängerung der Lippe angestrebt. Das Grundprinzip ist der möglichst genaue anatomische Verschluß aller Schichten der Lippe (Haut, Ringmuskel, Schleimhaut) des Mundvorhofs und des Nasenbodens. In den letzten Jahrzehnten wurden unterschiedliche Schnittführungen zum

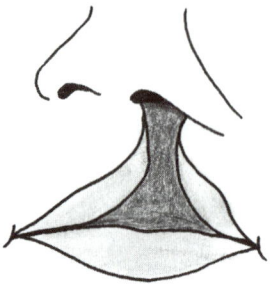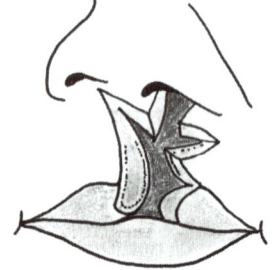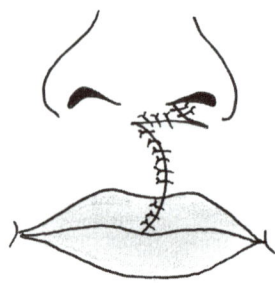

Abb. 83 Lippenplastik nach *Millard*.

Lippenverschluß angegeben. Mit der heute vielfach geübten Rotationsplastik nach *Millard* (Abb. 83) werden der verlagerte Nasensteg, Nasenflügel und die Muskelstümpfe am ehesten in ihre normale Lage gebracht bei unauffälliger Narbe in der Philtrumkante und intakter Lippenrot-Lippenweiß-Grenze. Dabei wird auch fast immer eine genügend breite und entspannte Oberlippe mit guter Aufwölbung im Profil erreicht.

17.2.3 Veloplastik

Der Verschluß des weichen Gaumens erfolgt ebenfalls nach funktionellen Prinzipien (Kriens) und wird bis zum 12. Lebensmonat durchgeführt. Der fehlinserierende M. levator veli palatini und M. palatopharyngeus werden wieder zu einem funktionstüchtigen Ringmuskel vereinigt. So wird eine einwandfreie und nach hinten ausreichend lange Velummuskulatur wiederhergestellt, die bei der Lautbildung den wichtigen Abschluß zur hinteren Rachenwand gewährleistet.

Bei diesen Kindern kommt es aufgrund der fast immer vorhandenen Tubenbelüftungsstörungen zu einem Seromukotympanon oder einer Otitis media. Unbehandelt kann es zu einer Schwerhörigkeit und damit zu einer fehlgeleiteten Sprachentwicklung führen. Aus diesem Grund werden die Säuglinge und Kleinkinder regelmäßig vom HNO-Arzt betreut.

17.2.4 Gaumenplastik

Der operative Verschluß des harten Gaumens und Kiefers wird im Alter von 3–4 Jahren durchgeführt. Bis zu diesem Zeit-

punkt sind bereits über 80% des knöchernen Oberkieferwachstums abgeschlossen, so daß durch den operativen Eingriff keine wesentlichen Wachstumshemmungen (z. B. maxilläre Mikrognathie) mehr eintreten. Durch die Einlagerung von Knochen, der aus dem Rippenbogen oder vom Beckenkamm entnommen wird, können die Oberkieferteile knöchern miteinander verbunden werden. Das ermöglicht nicht nur die Stabilisierung des gespaltenen Oberkiefers, sondern auch die kieferorthopädische Einordnung der durchbrechenden bleibenden Zähne in die neue Knochensubstanz im ehemaligen Spaltbereich. Auch die lokale Insuffizienz des Parodontiums der spaltbenachbarten Zähne wird verbessert.

17.2.5 Logopädische Behandlung

Erst mit dem Verschluß der letzten Spaltbereiche ist die normale Sprachentwicklung möglich und kann durch den Logopäden gefördert werden. Die Sprachbehandlung findet in der Regel im 3.–6. Lebensjahr statt. Bei der Einschulung sollte die Sprache normal sein. Wenn trotz Sprachheiltherapie der nasale Durchschlag wegen eines zu kurzen Gaumensegels (sog. velopharyngeale Insuffizienz) nicht zu beseitigen ist, so ist eine sprachverbessernde Operation notwendig (Velopharyngoplastik).

17.2.6 Kieferorthopädische Behandlung

Diese beginnt meistens zwischen dem 7. und 8. Lebensjahr, also im frühen Wechselgebiß, wenn genügend bleibende Zähne vorhanden sind. Der seitliche Schneidezahn, in dessen Bereich die Spalte liegt, kann doppelt oder einfach angelegt sein oder fehlen. Oft ist der Zahn mißgebildet. Er wird mit Rücksicht auf das Kieferwachstum vorerst belassen, bis dieses abgeschlossen ist, und dann entfernt. Die Lücke läßt sich später durch eine Brücke schließen. Bei Nichtanlage des seitlichen Schneidezahns kann auch ein Lückenschluß durch Einordnung des Eckzahnes erfolgen. Mit Multiband-Geräten werden der Kieferbogen nachentwickelt und Zahnstellungsanomalien weitgehend beseitigt. Wichtige Voraussetzung ist die langfristige Erhaltung der Zähne durch rechtzeitig einsetzende Prophylaxe und Behandlung durch den Zahnarzt.

17.2.7 Sekundäre Korrekturoperationen

Sie werden notwendig, wenn die oben geschilderten primären Maßnahmen nicht zum gewünschten Erfolg geführt haben, sei es durch falsch angelegte Primäroperationen oder versäumte Nachuntersuchungen seitens des Patienten. Oft entsteht dadurch ein nicht wiedergutzumachender Schaden, der durch Sekundäroperationen zwar gebessert, aber nicht immer voll beseitigt werden kann.

Zu den wichtigsten **Sekundäroperationen** zählen:

a) **Lippenkorrekturen:** Sie sind nicht immer vermeidbar. Eine zu kleine Oberlippe kann aus dem Wangenbereich verlängert werden oder Gewebe wird aus der Unterlippe in die Oberlippe verlagert. Ein zu schmales Lippenrot kann verbreitert und narbige Stufen in der Lippenrot-Lippenweiß-Grenze ausgeglichen werden. Manchmal ist der Ringmuskel unzureichend vereinigt worden, so daß hier unbedingt die Ringmuskelfunktion wiederherzustellen ist.

b) **Nasenkorrekturen:** Auch nach operativem Spaltverschluß ist die Asymmetrie der Nase im Säuglingsalter nicht vollständig behoben. Eine operative Korrektur darf mit Rücksicht auf die Nasenentwicklung nicht zu früh vorgenommen werden. Die Korrek-

turoperation zur symmetrischen Gestaltung des Naseneingangs erfolgt erst nach dem 15. Lebensjahr. Eine Ausnahme bildet ein zu kurzer Nasensteg. Besonders bei doppelseitigen Lippen-Kiefer-Gaumenspalten ist der Nasensteg meistens zu kurz und führt seinerseits zur Wachstumsbehinderung der Nasenspitze. Eine Nasenstegverlängerung wird hier bereits im 3.–4. Lebensjahr vorgenommen.

c) **Sprachverbessernde Operation:** Kann sich ein zu kurzes Gaumensegel bei bestimmten Lauten nicht an die Rachenhinterwand anlegen, wirkt sich das an einer nasal offenen Sprache aus. Ist diese velopharyngeale Insuffizienz durch ein logopädisches Training nicht kompensierbar, wird eine sog. Velopharyngoplastik notwendig. Ein gestielter Schleimhaut-Muskellappen wird aus der Rachenhinterwand in den weichen Gaumen eingenäht, um das zu kurze Gaumensegel zu verlängern. Dieser Eingriff ist noch vor der Einschulung durchzuführen mit anschließendem Sprachunterricht.

d) **Kieferorthopädische Operation:** Unzureichende oder versäumte kieferorthopädische Behandlung sowie vermehrte Narbenbildung nach unsachgemäßen Operationen führen zur Unterentwicklung des Oberkiefers und Mittelgesichtes (maxilläre Mikrognathie), was besonders im Profil als sog. Pseudoprogenie auffällt. Im Erwachsenenalter läßt sich diese Dysgnathie meistens durch eine operative Vorverlagerung des zu kleinen Oberkiefers (Le Fort I-Osteotomie) ausgleichen.

17.3 Robin-Syndrom

Das Robin-Syndrom ist ein Fehlbildungskomplex mit der typischen Symptomentrias:

– mediane breite Gaumenspalte,
– Glossoptose und
– Mikrogenie, die unterschiedlich schwer ausgeprägt sein kann.

Die Zunge befindet sich hierbei in einer atonischen Rücklage, die bei der noch zusätzlichen Mikrogenie des Unterkiefers

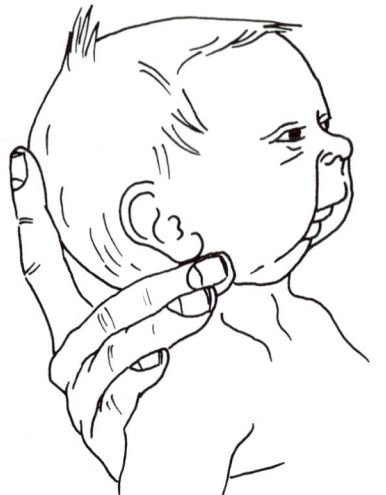

(Abb. 84) derart instabil ist (Glossoptose), daß sie bei der Inspiration zur Atemwegsobstruktion und zu schwersten und lebensbedrohlichen asphyktischen Zuständen führen kann. Ätiologisch wird eine primär ausbleibende oder stark verzögerte Umformung und Senkung der Zungenanlage diskutiert und nicht, wie bisher angenommen, eine Entwicklungsstörung des Unterkiefers.

Abb. 84 Robin-Syndrom mit ausgeprägter Mikrogenie.

Therapeutisch wird die Glossopexie durchgeführt, die Vereinigung von Zungenspitze und Unterlippe zur Stabilisierung der Zungenlage. Daneben ist die sogenannte Extensionsbehandlung des zurückliegenden Unterkiefers zu seiner Vorverlagerung und gleichzeitigen Nachentwicklung üblich.

18 Notfälle in der Mund-Kiefer-Gesichtschirurgie

18.1 Erstickungs- und Verblutungsgefahren bei Akutverletzten

Der Verletzte ist vor allem durch massive Blutungen aus Knochen und Weichteilen gefährdet, die rasch zu einem lebensbedrohlichen hypovolämischen Schock und nach Eintritt der Bewußtlosigkeit zur Aspirationsgefahr führen. Zudem behindern massive Einblutung in den Nasen-Rachenraum, konsekutive Schwellung und frakturierte Zahn-, Knochen- oder Prothesenteile die Atmung. Massive Blutungen aus den Halsgefäßen können innerhalb weniger Minuten zum Tode führen. Eine sofortige digitale Kompression der A. carotis communis zwischen Kehlkopf und M. sternocleidomastoideus gegen die Wirbelsäule ist oft die einzige rettende Sofortmaßnahme. Bei ausgedehnten Gesichtsweichteilverletzungen kann es auch bei der Verletzung der A. facialis zu erheblichen Blutverlusten kommen. Die digitale Kompression erfolgt hier am Vorderrand des M. masseter in Höhe des Unterkiefers.

Mittelgesichtsfrakturen, besonders vom Typ Le Fort II, führen häufig zum **Abriß der A. maxillaris,** was zu einer massiven Einblutung in den Nasen-Rachenraum führt. Da die verletzte A. maxillaris in der Notfallsituation nicht direkt zugänglich ist, erfolgt hier die Blutstillung durch Kompression des frakturierten und mobilen Mittelgesichtes gegen die Schädelbasis. Die Kompression kann manuell oder mit Hilfe eines Spatels durchgeführt werden, der von Mundwinkel zu Mundwinkel quer über die Oberkieferzahnreihe gelegt und an beiden Seiten durch eine Binde über dem Scheitel fixiert wird (Spatelkopfverband). Als zusätzliche unterstützende Maßnahme ist das Austamponieren des Nasen-Rachenraumes mit einer sogenannten Bellocq-Tamponade möglich.

Blutungen aus dem Bruchspalt, besonders häufig bei dislozierten Unterkieferfrakturen, werden in der Regel durch manuelle Reposition und Fixation der Fragmente durch Drahtligaturen zum Stehen gebracht.

Das **Freihalten der Atemwege** bei Mehrfachfrakturen des Unterkiefers macht besondere Schwierigkeiten, da z. B. nach Kinnaussprengung die Aufhängung der Zunge verlorengeht und diese in den Rachenraum zurückfällt. Bei doppelseitigen Kiefergelenkfrakturen sinkt der gesamte Unterkiefer mit dem Zungengrund nach hinten und verlegt ebenso die Atemwege. In diesen Fällen ist das ausgesprengte Kinnfragment mit dem Ansatz des M. genioglossus bzw. der gesamte Unterkiefer zu reponieren und mit Drahtligaturen provisorisch zu fixieren. Neben einer stabilen Seitenlagerung und der Anwendung des Esmarchschen Handgriffes erfolgt die sichere Freihaltung der Atemwege durch das Einführen eines oro-pharyngealen oder naso-pharyngealen Tubus.

18.2 Stillung von Nachblutungen nach zahnärztlichen Eingriffen

Von allen operativ-zahnärztlichen Eingriffen ist am häufigsten mit Nachblutungen bei Zahnextraktionen zu rechnen. Oft setzt die Blutung bereits kurze Zeit nach den Eingriff ein, und zwar dann, wenn mit dem Abklingen der Lokalanästhesie auch die adrenalinbedingte Vasokonstriktion nachläßt und eine reaktive Hyperämie eintritt. Zu unterscheiden ist immer zwischen einer **parenchymatösen Blutung** (typisch bei hämorrhagischen Diathesen) oder einer **Gefäßblutung.**

Im **Unterkiefer** treten Blutungen relativ häufig auf nach dento-alveolären Osteotomien (z. B. operative Weisheitszahnentfernung). Die Ursache liegt meistens in der **Verletzung der A. alveolaris inferior** im

Mandibularkanal. Wegen der Gefahr der Nervläsion im Mandibularkanal hat eine Blutstillung durch Kauterisierung oder Verbolzung des Gefäßes zu unterbleiben. Ausreichend ist der Verschluß des verletzten Mandibularkanals mit Knochenwachs oder das Austamponieren des Alveolenfundus mit einem resorbierbaren Hämostyptikum (Tabotamp®, eine oxidierte Zellulose).

Bei sehr selten vorkommenden **enossalen Hämangiomen** kann es nach einer Zahnextraktion zur massiven Blutung kommen. Sofortiges Handeln ist hier dringend geboten. Reponieren des extrahierten Zahnes in die Alveole und umgehende Einweisung in eine kieferchirurgische Fachklinik sind lebensrettend.

Stärkere Gefäßblutungen werden häufig durch Verletzungen während eines operativen Eingriffes nach unsachgemäßer Schnittführung (z. B. bei Abszeßinzisionen) oder durch abgleitende, schnell rotierende Instrumente (Turbinen und Schleifscheiben) verursacht. Eine Gefäßverletzung der A. facialis, A. mentalis, A. labialis inferior, A. palatina, A. incisiva, A. infraorbitalis und A. labialis superior erfordern in der Regel die Unterbindung oder Umstechung bzw. die Koagulation kleinerer Gefäße.

Stärkere Gefäßblutungen bei Kieferfrakturen stehen in der Regel sofort, wenn die Fragmente reponiert und zunächst provisorisch ruhiggestellt werden.

Parenchymatöse Blutungen haben neben einer hämorrhagischen Diathese oft Entzündungen des Kieferknochens und der Weichteile, Infektion des Blutkoagulums sowie eine reaktive Hyperämie nach Lokalanästhesie als Ursache. Klinisch äußert sich die Blutung diffus aus Schleimhauträndern, submukösem Gewebe und Knochen ohne erkennbare Gefäßpulsation. Blutstillung ist hier in der Regel nach digitaler Kompres-

sion z. B. der Alveole, Situationsnaht der Gingivalränder und Einlegen eines sterilen Tupfers zur Kompression unproblematisch zu erzielen. Führen diese Maßnahmen nicht zum Erfolg, so kann über einer austamponierten Alveole zusätzlich eine Achterligatur an den benachbarten Zähnen angebracht werden (Abb. 85).

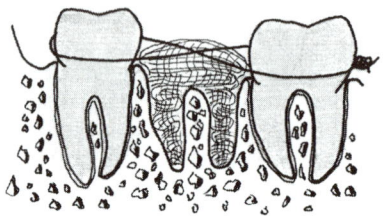

Abb. 85 Gesicherte Alveolentamponade mit einer Achterdrahtligatur.

Sehr wirksam ist auch eine über die Zahnreihe fest aufgesetzte Verbandsplatte, die mit einer thrombingetränkten Tamponade unterlegt ist.

Ein weiteres Problem stellen notwendige **chirurgisch-zahnärztliche Eingriffe bei Marcumar-Patienten** dar. In der Regel können heute chirurgische Gebißsanierungen problemlos unter Beibehaltung der notwendigen Marcumar-Dauermedikation durch Anwendung der sog. Fibrinklebetechnik bei der Wundversorgung durchgeführt werden. Bei der Fibrinklebung wird die letzte Phase der Blutgerinnung nachvollzogen. Fibrinogen wird auf einer Gewebefläche mit Thrombin zur Gerinnung gebracht; das gebildete Fibrin wird mit Faktor XIII vernetzt. Es bildet sich ein festes, mechanisch belastbares Fibrinnetz mit guter Haftfestigkeit. Dem Fibrinkleber ist Aprotinin zugesetzt, um vor zu rascher Fibrinolyse zu schützen. Der Fibrinkleber (Beriplast®) besteht aus einem Humanfibrinogenkonzentrat und einer Thrombinlösung.

19 Probleme bei der Behandlung geistig und körperlich behinderter Patienten

Bei allen körperlich und geistig behinderten Patienten sind im oro-fazialen Bereich mehr oder weniger ausgeprägte Fehlfunktionen zu beobachten: fehlender Mundschluß, unkoordinierte Zungenbewegungen, Zungenstoß, Interdentallage der Zunge, Seibern und Speichelfluß, Knirschen und Pressen. Schwierigkeiten bei der Nahrungsaufnahme bereiten nicht nur überaktive, sondern auch hypotone Zungen, die klein und unbeweglich im Mundboden liegen. Bei Kindern mit Down-Syndrom ist der gesamte Muskeltonus hypoton, auch im oro-fazialen Bereich. Die Unterlippe ist schlaff, und die Zunge erscheint vergrößert. All diese Fehlfunktionen sind möglichst früh unter Anleitung von Krankengymnasten, Sprachheil- und Sozialpädagogen zu behandeln, wobei Grob- und Feinmotorik, Hören, Sehen, Wahrnehmung taktiler Reize, Lautbildung, Sprachverständnis und Sozialverhalten entsprechend dem jeweiligen Gefühlswert und der Begabung des Kindes angebahnt und entwickelt werden sollten. Das Aufgabengebiet der Zahn-, Mund- und Kieferheilkunde erstreckt sich nicht nur auf Zähne und Zahnhalteapparat, sondern umfaßt den gesamten Mundbereich. So werden z. B. bei Säuglingen mit Lippen-Kiefer-Gaumenspalten bereits in den ersten Lebenstagen **kieferorthopädische Gaumenplättchen** angefertigt, die das Trinken und Schlucken ermöglichen. Gleichzeitig wird verhindert, daß die Zunge in die Gaumenspalte prolabiert und diese verbreitert. Bei Kindern mit Down-Syndrom dienen diese Gaumenplättchen, die mit diversen Stimulationsvorrichtungen versehen sind, als Übungs- und Trainingsgerät für die Zunge. Diese Therapiemethode nach **Castillio-Morales** hat die Beeinflussung der neuromuskulären Elemente mit Tonisierung des oro-fazialen Bereiches und indirekt des Kieferwachstums zum Ziel.

19.1 Spezielle Methoden der Mundhygiene

Neben den o. g. Bemühungen einer verbesserten oro-fazialen Funktion ist eine suffiziente Mundhygiene aufzubauen.

Epidemiologische Untersuchungen belegen, daß es um den Gebißzustand behinderter Patienten besonders schlecht bestellt ist. Danach wurden bei behinderten Kindern und Jugendlichen ein bis zu 100% gegenüber dem Normalkollektiv höherer Kariesbefall, erschreckend niedrige Sanierungsgrade und eine schlechtere Mundhygiene nachgewiesen. Eine wesentliche Verbesserung dieser Situation kann nicht durch eine Intensivierung der kurativen Zahnheilkunde, sondern nur über eine konsequentere zahnmedizinische Prophylaxe realisiert werden. Die drei Säulen der **Prophylaxe** sind:

1. Ernährungslenkung (speziell zuckerarme Ernährung, Verminderung gesüßter Zwischenmahlzeiten),
2. Mundhygiene (geeignete Putztechniken als plaquereduzierende Maßnahmen),
3. Fluoridierung (systemische und lokale Fluorapplikation).

Art und Ausmaß der Behinderung erfordern individuell unterschiedliche Modifikationen der jeweiligen Anwendungstechniken. Insbesondere bei der Fluorprophylaxe ist sicherzustellen, daß einerseits die Wirksamkeit gewährleistet, und andererseits toxikologische Komplikationen vermieden werden.

1. Ernährungslenkung

Vornehmliche Kariesursache ist die Aufnahme von Süßigkeiten und gesüßten Speisen, insbesondere klebrig-süße Zwischenmahlzeiten wie Schokolade, Bonbons und

Dörrobst, was eine lange Verweildauer zwischen den Zähnen und auf bakteriellen Zahnbelägen (Plaques) mit sich bringt. Diese Bakterienplaques ließen sich bannen, wenn gleich nach den zuckerhaltigen Mahlzeiten die Zähne geputzt werden würden. Erfahrungsgemäß macht dieses bei jedem Menschen und erst recht beim Behinderten Probleme. Deshalb ist es sinnvoller, zuckerhaltige Nahrung soweit wie möglich zu reduzieren.

2. Mundhygiene

Bei jährlichen Vorsorgeuntersuchungen von Behinderten wurde festgestellt, daß ca. 40% ohne besondere Schwierigkeiten untersuchungsfähig waren, 40% einer einfühlsamen Vorbereitung bedurften und 20% nicht kontroll- und untersuchungsfähig waren. Daraus ergab sich die praktische Schlußfolgerung, daß die ersten 40% aller Behinderten sich selbst nach besonderer Unterweisung pflegen konnten, die zweiten 40% benötigten ständige Hinweise und Hilfen, während die restlichen 20% intensiver Einzelbetreuung bedurften. Hierzu sind spezielle Mundhygienetechniken erforderlich.

Zur Reduktion der mikrobiellen Plaque sind Elektrozahnbürsten, spezielle doppelköpfige Zahnbürsten zur gleichzeitigen Reinigung der oralen und vestibulären Zahnflächen und Mundduschen (Wasserstrahlgeräte) geeignet.

Zusätze von Chlorhexidindiglukonat im Spülwasser, verdünnt bis 0,02%, bewirkt chemisch eine Plaquereduktion und soll auch über einen längeren Zeitraum bis zu einem Jahr keine toxikologischen Nebenwirkungen besitzen. Ergänzend dazu sollten in halbjährlichen Abständen weiche und harte Zahnbeläge (Zahnstein) mit Handinstrumenten (Scalern) und apparativen Hilfsmitteln (Ultraschall) vom Zahnarzt entfernt werden.

3. Fluoridierung

Tägliche systemische Zufuhr von Fluorid in Tablettenform (Dosierung siehe Seite 52) oder die systemische Zufuhr über fluoridiertes Kochsalz (200–300 mg F/kg NaCl) führen zu einer beachtlichen Kariesreduktion von 50–60%. Auch tägliche Spülungen mit 0,05%igen NaF-Lösungen führen zum gleichen Ergebnis. Aus toxikologischen Gründen ist die Anwendung von Spüllösungen wegen der Gefahr des Verschluckens nicht in jedem Fall durchführbar. Besser geeignet ist das Einbürsten aminfluoridhaltiger Gelees in 14tägigen Abständen. Eine Hemmung des Karieszuwachses liegt bei ca. 40%.

Sehr wirkungsvoll ist auch die halbjährliche Touchierung mit einem fluoridhaltigen Lack (Duraphat®), der aufgrund seiner Klebrigkeit gut in Zahnfissuren und Grübchen haftet. Die Hemmung des Karieszuwachses liegt auch hier zwischen 40 und 50%.

19.2 Indikation zur Behandlung unter Intubation

Die zahnärztliche Behandlung zerebral behinderter Patienten ist in den meisten Fällen wegen mangelhafter Kooperation, motorischer Unruhe und schwerer Verhaltensstörungen nur in Allgemeinanästhesie durchführbar (Tab. 8). So darf die Behandlungsunwilligkeit seitens des Patienten niemals allein die Indikation für eine Allgemeinanästhesie sein. Anästhesierisiko und Eingriff sollten in einem angemessenen Verhältnis zueinander stehen. Folgende Forderungen müssen bei einer Allgemeinanästhesie erfüllt sein:

– keine Patienten aus extremen Altersklassen,
– keine Atemwegsinfektionen,
– Nahrungskarenz mindestens sechs Stunden,
– sorgfältige Risikovoruntersuchung,
– ausreichende Aufklärung und Einverständniserklärung der Fürsorgeberechtigten.

Tabelle 8 Indikation zur Behandlung unter Intubation

1. Absolute Indikation:
   verschiedene Formen der Hirnschädigung, angeboren oder erworben, geistig Behinderte mit und ohne Anfallsleiden

2. Relative Indikation:
   schwer Körperbehinderte, spastisch Gelähmte, Patienten mit Psychosen, Kinder mit schweren Verhaltensstörungen

Nicht zuletzt sollten kardio-vaskuläre, neurologische oder endokrine Erkrankungen mit entsprechender Dauermedikation ausgeschlossen werden. Bei zerebral Behinderten muß diese Forderung oft bewußt im Sinne eines risikoabwägenden Kompromisses im Interesse des Patienten verlassen werden. Eine weitere Ausnahmesituation stellt eine Randgruppe zwar physisch gesunder, aber behandlungsunwilliger und zumeist verhaltensgestörter Problemkinder dar. Auch in diesen Fällen, wie auch bei echten Phobien gegenüber Lokalanästhetika und zahnärztlichen Eingriffen bei Erwachsenen, ist die Indikation zur Behandlung in Narkose gegeben, insbesondere wenn die ernstzunehmenden Folgen weiterer Gebißzerstörung Aufwand und Risiko einer zahnärztlichen Totalsanierung in Allgemeinanästhesie rechtfertigen.

Weiterführende Literatur

Becker, R., K. Morgenroth: Pathologie der Mundhöhle, 2. Aufl. Thieme, Stuttgart – New York 1986

Becker, W., H. H. Naumann, C. R. Pflantz: Hals-Nasen-Ohren-Heilkunde, 4. Aufl. Thieme, Stuttgart – New York 1989

Bork, K., N. Hoede, G. W. Korting: Symptome und Krankheiten der Mundschleimhaut und der Perioralregion. Schattauer, Stuttgart 1984

Cawson, R. A.: Pathologie und Diagnostik der Zahn-, Mund- und Kieferkrankheiten. Hanser, München 1985

Epker, B. N.: Dentofacial deformities. Mosby Company, St. Luis 1980

Fröhlich, E., E. Körber: Die prothetische Versorgung des Lückengebisses, 2. Aufl. Hanser, München 1977

Gabka, J., H. Hanisch: Operationskurs für Zahnmediziner, 2. Aufl. Thieme, Stuttgart – New York 1982

Heberer, G., W. Köle, H. Czerne: Chirurgie, 3. Aufl. Springer, Berlin – Heidelberg – New York 1980

Hörschelmann, E. H.: Zahnärztliche Versorgung behinderter Patienten. Hütig, Heidelberg 1985

Horch, H.-H.: Praxis der Zahnheilkunde, Bd. 9: Zahnärztliche Chirurgie. Urban & Schwarzenberg, München 1989

Horch, H.-H.: Praxis der Zahnheilkunde, Bd. 10/I u. II: Mund-Kiefer-Gesichtschirurgie I u. II. Urban & Schwarzenberg, München 1990

Hotz, R. P. (Hrsg.): Zahnmedizin bei Kindern und Jugendlichen, 2. Aufl. Thieme, Stuttgart – New York 1981

Jacobs, H.-G.: Zahnärztlich-kieferchirurgische Traumatologie. Hanser, München – Wien 1983

Jawetz, E., J. L. Mellnick, E. A. Adelberg: Medizinische Mikrobiologie, 2. Aufl. Springer, Berlin – Heidelberg – New York 1977

Jüde, H. D., W. Kühl, A. Roßbach: Einführung in die zahnärztliche Prothetik, 2. Aufl. Deutscher Ärzteverlag GmbH, Köln – Lövenich 1979

Karobath, H., W. Buchstaller: Physikalische Krankenuntersuchung, 3. Aufl. Witzstrock GmbH, Baden-Baden – Brüssel 1976

Ketterl, W.: Praxis der Zahnheilkunde, Bd. 4: Parodontologie. Urban & Schwarzenberg, München 1990

Klink-Heckmann, U., E. Biedy: Orthopädische Stomatologie. Thieme, Stuttgart – New York 1989

Lange, D. E.: Parodontologie, Implantologie und Prothetik im Brennpunkt von Praxis und Wissenschaft. Quintessenz, Berlin 1985

Langmann, J.: Medizinische Embryologie, 8. Aufl. Thieme, Stuttgart 1974

Lehmann, K.: Einführung in die Zahnersatzkunde, 3. Aufl. Urban & Schwarzenberg, München – Berlin – Wien 1979

Marxkors, R., H. Meinert: Taschenbuch der zahnärztlichen Werkstoffkunde. Hanser, München – Wien 1978

Mühlemann, H. R., K. H. Rateitschak, H. H. Renggli: Parodontologie, 2. Aufl. Thieme, Stuttgart 1978

Nigst, H.: Spezielle Frakturen- und Luxationslehre, Bd. 1: Gesichtsschädel. Thieme, Stuttgart 1972

Obwegeser, H. L.: Korrektive Chirurgie der Gesichtsskelettanomalien. In: Fortschritte der Kiefer- und Gesichtschirurgie, Bd. 26. Thieme, Stuttgart 1981

Pfeifer, G., N. Schwenzer: Septische Mund-Kiefer-Gesichts-Chirurgie. In: Fortschritte der Kiefer- und Gesichtschirurgie, Bd. 29. Thieme, Stuttgart 1984

Pfeifer, G.: Lippen-Kiefer-Gaumenspalten: Chirurgische, otologische und sprachliche Behandlung. E. Reinhardt, München – Basel 1981

Rateitschak, K. H., E. M. Rateitschak, H. F. Wolf: Parodontologie, 2. Aufl.: Farbatlanten der Zahnmedizin, Bd. 1. Thieme, Stuttgart – New York 1989

Rohen, J.: Topographische Anatomie, 4. Aufl. Schattuaer, Stuttgart – New York 1973

Ruhland, A.: Kieferorthopädische Diagnostik, 2. Aufl. Hanser, München – Wien 1982

Schuchardt, K., G. Steinhardt, N. Schwenzer: Lippen-Kiefer-Gaumen-Spalten – Primär- und Sekundärbehandlung, Bd. 16 u. 17. Thieme, Stuttgart 1973

Schuchardt, K., G. Pfeifer: Grundlagen, Entwicklung und Fortschritte der Mund-, Kiefer- und Gesichtschirurgie, Bd. 21. Thieme, Stuttgart 1976

Schuchardt, K., H. Scheunemann: Transplantationen im Mund-, Kiefer- und Gesichtsbereich. In: Fortschritte der Kiefer- und Gesichtschirurgie, Bd. 20. Thieme, Stuttgart 1976

Schwenzer, N.: Grundlagen der Kieferbruchbehandlung. Deutscher Ärzte-Verlag GmbH, Köln – Lövenich 1977

Schwenzer, N.: Zahn-Mund-Kiefer-Heilkunde, Bd. 4: Konservierende Zahnheilkunde. Thieme, Stuttgart – New York 1988

Schwenzer, N., G. Grimm: Zahn-Mund-Kiefer-Heilkunde, Bd. 1: Allgemeine Chirurgie, Entzündungen, Mundschleimhauterkrankungen

und Röntgenologie, 2. Aufl. Thieme, Stuttgart
– New York 1988

Schwenzer, N., G. Grimm: Zahn-Mund-Kiefer-
Heilkunde, Bd. 2: Spezielle Chirurgie. Thieme,
Stuttgart – New York 1981

Schwenzer, N., G. Franz: Zahn-Mund-Kiefer-
Heilkunde, Bd. 3: Prothetik und Werkstoffkunde. Thieme, Stuttgart – New York 1982

Solberg, W. K., G. T. Clark: Das Kiefergelenk.
Quintessenz 1983

Stockfisch, H.: Fernröntgen-Diagnose, Fernrönt-
gen-Prognose für die kieferorthopädische All-
gemein- und Fachpraxis, 2. Aufl. A. Hütig,
Heidelberg 1980

Tetsch, P.: Enossale Implantation in der Zahnheilkunde. Hanser, München – Wien 1984

Sachregister